SYLVIE RODRIGUES

LER
COM LETRAS
GRANDES

HISTÓRIAS
CURTAS E DOCES
PARA SÉNIORES

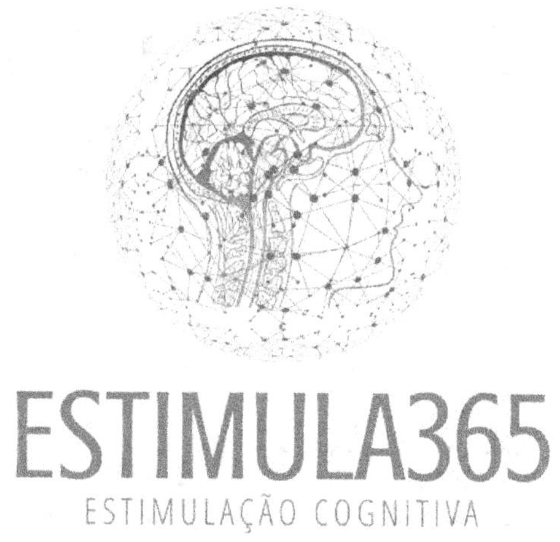

ISBN: 9798343191936

INDÍCE

INTRODUÇÃO

Bem-vindos a este livro de histórias pensadas e escritas com carinho para seniores. "Ler com Letras Grandes" é uma coletânea de 35 histórias curtas que pretendem, mais do que entreter, trazer à memória os momentos marcantes das nossas vidas. A cada página, encontrará personagens e situações com as quais muitos se poderão identificar — sejam as memórias de juventude, as histórias de amor, ou as batalhas travadas e superadas.

Este livro foi escrito com um propósito claro: proporcionar uma leitura fácil e acessível, com letras grandes e histórias curtas que possam ser apreciadas de forma descontraída. A leitura, além de ser uma atividade prazerosa, é também uma forma poderosa de estimular a memória, a imaginação e a reflexão. Esperamos que, ao ler estas páginas, cada leitor encontre algo que o faça sorrir, refletir e, quem sabe, recordar momentos do seu próprio passado.

.

1 O ÚLTIMO ADEUS A CARMONA

Alexandre tinha 24 anos quando soube que teria de deixar Carmona, em Angola. Partira para lá ainda jovem, para se juntar à sua irmã, que já vivia e trabalhava em Angola há algum tempo. Angola oferecia uma promessa de futuro que Portugal, nos anos difíceis da sua juventude, não conseguia proporcionar. Em Carmona, Alexandre montou o seu próprio minimercado, que rapidamente se tornou o centro da vida do bairro, um lugar onde os vizinhos se encontravam para partilhar histórias, risos e compras.

Mas os ventos da guerra trouxeram incerteza. O que antes era uma vida de estabilidade e progresso transformou-se em dias de medo e insegurança. Relutantemente, Alexandre percebeu que teria de deixar tudo para trás e regressar a Portugal. Fechou o minimercado, despedindo-se de Carmona com uma tristeza profunda. As prateleiras vazias eram um reflexo do vazio que sentia ao abandonar o lugar onde construíra tanto.

Quando regressou a Sever do Vouga, o reencontro com os pais foi emotivo, mas a vida em Portugal revelou-se mais difícil do que esperava. A economia local estava fraca, e as oportunidades de trabalho no campo eram escassas. Sever do Vouga parecia-lhe pequeno e limitado em comparação com os dias em Carmona. Depois de meses de dificuldades e frustrações, tomou a decisão de emigrar para França, em busca de melhores condições.

Em França, o início foi duro. Alexandre foi trabalhar para o mato, enfrentando as condições difíceis do trabalho pesado. No entanto, com a sua determinação e força, foi subindo aos poucos, conseguindo bons trabalhos que lhe permitiram viver com dignidade. Foi também em França que conheceu Rosa, com quem casou e com quem fundou a sua família. A vida em França correu-lhe bem, e os anos de sacrifício foram recompensados.

Depois de muitos anos em França, Alexandre e Rosa decidiram regressar a Portugal. Com o dinheiro que juntaram, abriram um pequeno negócio, onde finalmente conseguiram estabelecer-se. O negócio foi um sucesso, e Alexandre, agora com a sua família ao lado, sentiu que finalmente encontrara o equilíbrio entre o trabalho árduo e a vida em paz.

Hoje, Alexandre está reformado. A vida levou-o de Portugal a Angola, de Angola a França, e de volta ao ponto de partida. Portugal é agora o seu refúgio, onde pode desfrutar dos dias tranquilos ao lado de Rosa, relembrando as aventuras e os desafios que enfrentou ao longo de uma vida cheia de mudanças. O seu percurso foi marcado por sacrifícios e adaptações, mas, ao olhar para trás, sente-se grato por tudo o que construiu. A saudade de Angola e de França ainda o visita de vez em quando, mas sabe que, agora, a sua casa é definitivamente ali, no lugar onde tudo começou.

2 O SILÊNCIO DAS PALAVRAS NÃO DITAS

As ruas estavam mais calmas do que o habitual naquela tarde. Os olhos atentos dos vizinhos seguiam cada movimento, mas as bocas permaneciam fechadas. Era assim que as coisas funcionavam sob a ditadura: ouvíamos e víamos, mas raramente falávamos. O silêncio era uma forma de sobrevivência, e Maria sabia disso muito bem.

Ela tinha 16 anos quando começou a perceber que o mundo à sua volta era controlado por forças invisíveis. O pai, um homem de poucas palavras, tornara-se ainda mais reservado à medida que a situação política se agravava. As conversas sobre o governo, antes tão animadas ao jantar, haviam-se transformado em silêncios pesados. A mãe fazia questão de mudar de assunto rapidamente sempre que o nome do ditador era mencionado. "Não vale a pena arranjar problemas," dizia, com uma voz baixa, quase um sussurro.

Maria cresceu nesse ambiente. Sabia que havia coisas que não se deviam dizer, que certas ideias nunca podiam ser expressas abertamente. A repressão não era apenas física, mas mental. No liceu, os professores ensinavam o que o governo queria que fosse ensinado. Não havia espaço para questionar, para desafiar. Até a biblioteca da escola tinha livros "aprovados", e outros que nunca estavam nas prateleiras, como se simplesmente não existissem.

Mas o irmão de Maria, Miguel, não conseguia aceitar aquela realidade. Ele era mais velho, com 21 anos, e envolveu-se discretamente com um grupo de estudantes que acreditavam na liberdade. Reuniam-se em segredo, partilhando panfletos e ideias sobre uma possível mudança. Para Miguel, o silêncio era insuportável. "Não podemos viver com medo de tudo," dizia ele a Maria, nos poucos momentos em que se atrevia a confidenciar os seus pensamentos.

Maria adorava o irmão, mas sentia um medo profundo sempre que ele saía de casa à noite. Sabia que o que ele fazia era perigoso. Sabia que bastava uma denúncia, um comentário mal interpretado, e os homens da polícia política podiam bater à porta. A prisão, ou pior, podia ser o destino de quem ousasse falar contra o regime.

Certa manhã, Miguel não voltou para casa. O silêncio da sua ausência era ensurdecedor. A mãe chorava baixinho, escondida na cozinha, e o pai permanecia sentado à mesa, o rosto duro e impassível, mas com os olhos vermelhos de preocupação. Maria sabia, sem que ninguém precisasse de lhe dizer, o que aquilo significava. Durante dias, semanas, não houve notícia de Miguel. O pai tentou perguntar, discretamente, mas as respostas eram sempre as mesmas: "Não sabemos de nada."

O medo instalou-se definitivamente na casa. Maria já não saía tanto. As poucas vezes em que o fazia, caminhava pelas ruas da cidade com uma sensação de constante vigilância. Sentia-se observada, como se a qualquer momento pudesse ser chamada por alguém que sabia o que o irmão tinha feito. Mesmo na escola, onde os colegas sussurravam entre si, Maria mantinha a cabeça baixa. Não queria chamar a atenção.

Foi então que, numa manhã como tantas outras, a polícia política veio. Bateram à porta de forma brusca, e o pai, com o rosto fechado de tensão, foi atender. Os homens entraram na casa sem pedir permissão. Revistaram tudo: gavetas, estantes, até debaixo dos colchões. Maria, paralisada pelo medo, assistiu em silêncio. Sabia que, se encontrassem algo que ligasse a família às atividades do irmão, seria o fim.

"Ele não vive aqui há semanas," dizia o pai, mantendo a voz firme. Mas todos sabiam que, mesmo que Miguel não estivesse ali, a sua sombra permanecia. No final, os homens não encontraram nada que os incriminasse diretamente, mas deixaram um aviso claro: "Sabemos de onde ele vem. Não se metam em problemas."

A porta fechou-se atrás deles, e o silêncio voltou a instalar-se na casa. Mas desta vez, era um silêncio ainda mais pesado, mais sombrio. O pai, que sempre fora uma rocha de força, parecia envelhecido de repente. A mãe já não conseguia esconder as lágrimas. E Maria? Maria aprendeu, naquele dia, que o medo não era apenas uma emoção passageira. Era uma condição de vida, um estado constante que envolvia todos os aspectos da existência.

Os meses passaram, e Miguel nunca voltou. Maria nunca soube exatamente o que lhe aconteceu. Algumas pessoas sussurravam que ele tinha sido preso, outras diziam que fugira para o estrangeiro. Mas, na verdade, ninguém sabia ao certo, porque falar sobre isso era perigoso. Perguntar demais, mostrar curiosidade ou preocupação, podia ser interpretado como um sinal de deslealdade ao regime.

Naquela época, a ditadura não era apenas uma questão de políticas opressivas. Era uma prisão invisível, que silenciava, dividia e colocava todos sob suspeita. A vida continuou para Maria, mas o vazio deixado pelo irmão e o peso do silêncio foram companheiros constantes. Mesmo nos anos seguintes, após a ditadura cair, Maria nunca conseguiu esquecer aquele medo, aquele silêncio que parecia sufocar tudo.

E, embora a liberdade finalmente tivesse chegado ao país, para Maria, havia uma parte de si que sempre viveria no tempo da ditadura, onde as palavras não ditas tinham tanto poder quanto as ações visíveis.

3 ENTRE A GUERRA E A ESPERANÇA

Lisboa, 3 de junho de 1966

Caro soldado Luís,

Antes de mais, permita-me apresentar-me. Chamo-me Margarida e sou a sua madrinha de guerra. Não nos conhecemos, mas foi-me pedido que escrevesse para o apoiar durante o tempo que estiver a servir em Moçambique. Sei que está longe de casa e da família, e, por isso, espero que as minhas cartas possam trazer-lhe um pouco de conforto.

Imagino que a vida aí seja difícil, e não consigo sequer imaginar o que passa no seu dia a dia. Aqui, em Lisboa, a vida segue tranquila. As ruas estão cheias de movimento, os cafés estão sempre cheios de gente, e, às vezes, é fácil esquecer que, do outro lado do mundo, há tantos a lutar. Eu nunca quis ser indiferente ao que acontece, por isso, quando soube do programa das madrinhas de guerra, decidi que queria ajudar de alguma forma.

Não sei se estas palavras vão fazer diferença, mas prometo continuar a escrever-lhe. Pode falar-me do que quiser — do que vê, do que sente, ou até do que sente falta. E eu vou responder, sempre, com a certeza de que, de alguma forma, estas cartas podem diminuir a distância.

Com amizade,

Margarida

Moçambique, 15 de junho de 1966

Cara Margarida,

Recebi a sua carta hoje, e devo confessar que foi uma agradável surpresa. Nunca pensei que teria alguém a escrever-me, muito menos alguém que não conheço. Mas, ao ler as suas palavras, senti um pouco de conforto. Aqui, em Moçambique, os dias são longos, e as noites ainda mais. Saber que há alguém aí, em Portugal, a pensar em nós, faz com que a distância se torne um pouco mais suportável.

A vida aqui é tudo menos tranquila. Não sei se alguma vez teve de se habituar ao som constante de tiros e explosões, mas é algo que se torna parte do quotidiano. Contudo, há momentos em que o silêncio nos rodeia, e é nesses momentos que penso em casa, na minha família e no futuro incerto que temos pela frente.

Obrigado por me escrever. Não sei bem o que esperar desta correspondência, mas acho que pode ser bom partilhar o que sinto com alguém. A sua carta trouxe-me uma espécie de paz que há muito não sentia.

Com gratidão,

Soldado Luís

Lisboa, 29 de junho de 1966

Querido Luís,

Fico tão feliz por saber que a minha carta chegou até si e que as minhas palavras puderam, de alguma forma, ser um alívio para o que está a passar. Imagino o quão difícil deve ser manter a cabeça erguida num cenário tão pesado como o da guerra. Aqui, continuamos a viver numa bolha de normalidade, mas, em cada esquina, ouvem-se histórias de famílias que aguardam notícias dos seus filhos, maridos ou irmãos.

Não consigo parar de pensar no que me escreveu sobre o silêncio que, às vezes, sente. Deve ser estranho viver entre o barulho da guerra e o silêncio que, de alguma forma, também assusta. Gostaria de poder enviar-lhe um pouco de tranquilidade daqui, das ruas de Lisboa, onde o som das conversas nos cafés e o tilintar das chávenas é o que preenche o nosso silêncio.

Se sentir vontade, escreva-me sobre a sua família ou sobre os lugares de que sente saudades. Eu, por cá, vou contando-lhe sobre as coisas simples da cidade. Talvez, ao partilhar essas pequenas coisas, possamos criar um refúgio para as nossas mentes.

Um abraço de Lisboa,

Margarida

Moçambique, 12 de julho de 1966

Cara Margarida,

A sua carta trouxe-me mais do que esperava. Foi bom ler sobre as ruas de Lisboa, sobre os cafés e as conversas descontraídas. Fez-me lembrar do café onde costumava ir com os meus amigos antes de vir para cá. Estávamos sempre a falar de tudo e de nada, sem nunca imaginar que, um dia, estaria tão longe de tudo isso.

A minha família mora numa pequena aldeia, no interior. Os meus pais são agricultores e sempre viveram do que a terra dá. Cresci no campo, rodeado pelos montes e pelas oliveiras. Tenho muitas saudades desse lugar. O cheiro da terra depois da chuva, o som do vento a passar pelos campos… Às vezes, fecho os olhos e consigo quase sentir esses cheiros, mesmo aqui, onde tudo parece tão distante.

A minha mãe escreveu-me recentemente. Ela preocupa-se, claro, mas tenta sempre manter a esperança. Acho que não quer que eu sinta o peso da sua preocupação, então escreve-me sobre as colheitas e os vizinhos, como se nada tivesse mudado. Mas eu sei que, para ela, os dias são cheios de ansiedade. O meu pai é mais silencioso. Não sei se se senta à mesa com ela a escrever as cartas, mas imagino-o de olhar perdido pela janela, como fazia quando algo o preocupava.

Aqui, os dias continuam difíceis. O calor é insuportável, e o terreno por onde patrulhamos é implacável. Mas há momentos em que, tal como sugeriu, tento imaginar que estou em outro lugar. Penso nas ruas de Lisboa de que me fala, ou nas conversas descontraídas que descreve. Esse refúgio de que falou começa a formar-se. Saber que, desse lado, continua a escrever, ajuda-me mais do que imagina.

Com amizade e gratidão,

Soldado Luís

Lisboa, 30 de julho de 1966

Querido Luís,

Fiquei emocionada ao ler a sua carta e saber mais sobre a sua família e as suas saudades do campo. A forma como descreve a sua aldeia trouxe-me uma sensação de paz, mesmo aqui, no meio da cidade. Imagino que deva ser difícil estar tão longe de casa e das pessoas que ama, mas fico contente por saber que estas cartas, de alguma forma, lhe trazem conforto.

A vida em Lisboa continua o seu ritmo. Ontem fui ao mercado, e o calor parecia o de um verão interminável. A senhora do quiosque onde compro o jornal perguntou-me sobre o programa das madrinhas de guerra, porque viu-me a escrever uma carta. Expliquei-lhe que escrevo para um soldado em Moçambique e que espero que as minhas palavras ajudem de alguma forma. Ela ficou emocionada e disse-me que o irmão dela também está a servir. Acho que todos nós, de uma forma ou de outra, estamos ligados a esta guerra.

Espero que, na sua próxima carta, me fale mais sobre a sua aldeia e a sua família. Sei que a realidade aí é dura, mas talvez ao recordar o que deixou para trás, consiga encontrar forças para continuar. E lembre-se, Luís, que mesmo que as nossas vidas sejam diferentes, estamos ligados por esta correspondência. Eu estarei sempre aqui, pronta para ouvir e responder.

Um abraço carinhoso de Lisboa,

Margarida

Moçambique, 15 de agosto de 1966

Querida Margarida,

Mais uma vez, as suas palavras chegaram até mim como uma brisa fresca neste calor implacável. O simples ato de saber que alguém se importa, que as suas cartas chegam com tanto carinho e atenção, é algo que me dá força.

Ontem, enquanto estávamos em patrulha, lembrei-me do campo dos meus pais. Era época das colheitas, e costumava ajudar o meu pai a ceifar o trigo. O cheiro da palha seca e o barulho das foices no campo eram sons reconfortantes. Aqui, o som que ouvimos não é tão tranquilizador. Mas, de vez em quando, tento lembrar-me dessas memórias, como se fossem um amuleto contra o medo e o cansaço.

A sua carta trouxe-me também a realidade de que, aí em Portugal, há quem continue a viver a vida, mesmo enquanto estamos aqui. Isso dá-me esperança de que, um dia, tudo voltará ao normal. Que poderemos voltar para casa e encontrar as mesmas ruas, os mesmos mercados, as mesmas conversas despreocupadas.

Não sei como lhe agradecer por continuar a escrever-me. Estas cartas, por mais simples que sejam, são uma das poucas coisas que ainda me fazem sentir humano, num lugar onde tantas vezes somos tratados como números. E, por isso, Margarida, vou continuar a contar-lhe sobre a minha terra, a minha vida, e tudo o que sinto, porque, de alguma forma, estas palavras nos aproximam.

Com um abraço de longe,

Soldado Luís

Lisboa, 28 de agosto de 1966

Querido Luís,

Fiquei emocionada ao ler a sua carta. Saber que as minhas palavras o confortam dá-me uma sensação de propósito, como se esta correspondência não fosse apenas uma troca de cartas, mas uma maneira de estar presente ao seu lado, mesmo a esta distância.

Enquanto lia sobre as suas memórias das colheitas, quase consegui sentir o cheiro do campo, mesmo aqui, no meio de Lisboa. Os momentos simples, como os que partilhava com o seu pai, são o que de mais precioso levamos da vida. Acredito que, ao recordar essas memórias, está a manter a sua ligação à sua terra e à sua família viva, mesmo estando longe.

Aqui, as coisas continuam como sempre. A vida segue, mas há um sentimento de ausência em cada família. Todos conhecemos alguém que está aí, a lutar. E todos esperamos, como os seus pais devem esperar, o dia em que voltem para casa, sãos e salvos.

Por aqui, vou continuar a escrever-lhe e a contar-lhe sobre a vida em Lisboa, esperando que estas cartas ajudem a diminuir a distância. Prometo que estarei sempre aqui para ouvir, para partilhar e para o apoiar da melhor forma que posso, com palavras.

Um abraço carinhoso,

Margarida

4 O BANCO DO PARQUE

Todos os dias, desde que se lembrava, Joaquim passava a tarde no parque. Aos 82 anos, a sua rotina era simples: levantava-se cedo, tomava o pequeno-almoço devagar, e depois caminhava até ao parque, onde se sentava sempre no mesmo banco, à sombra de uma grande árvore. Ali, observava as pessoas que passavam, os jovens a correr, as crianças a brincar, e sentia que, apesar da idade, ainda fazia parte daquele mundo em movimento.

Mas, naquela semana, algo mudara. O seu melhor amigo, Manuel, com quem partilhava aquele banco há mais de vinte anos, já não estava ao seu lado. Manuel partira subitamente, deixando um vazio que Joaquim não sabia como preencher. Desde então, o banco parecia maior, o parque mais silencioso, e as tardes mais longas.

Os dois tinham partilhado mais do que apenas conversas. Tinham rido, discutido sobre política, relembrado histórias antigas e, muitas vezes, ficado em silêncio, apreciando a companhia um do outro. Agora, sem Manuel, Joaquim sentia-se perdido. As tardes no parque tornaram-se um exercício de solidão, e a tristeza pesava-lhe nos ombros, como se o tempo tivesse ficado mais lento.

Certo dia, enquanto estava sentado, uma menina pequena aproximou-se. Devia ter uns cinco ou seis anos, e estava a brincar com uma bola. De repente, a bola escapou-lhe das mãos e foi parar aos pés de Joaquim. Ele, meio sem jeito, pegou na bola e sorriu à menina, que correu até ele com um sorriso nos lábios.

"Obrigada, senhor!" — disse ela, com a alegria própria de uma criança.

Joaquim sorriu, um sorriso tímido, mas verdadeiro. Naquele breve momento, algo dentro dele pareceu despertar. Nos dias seguintes, a menina começou a aparecer mais vezes no parque. Chamava-se Sofia e vinha sempre brincar perto do banco onde Joaquim se sentava. Às vezes, ela trazia-lhe uma flor que apanhava pelo caminho, outras vezes, falava-lhe sobre os seus jogos e amigos imaginários.

Sem que percebesse, aquelas interações curtas começaram a preencher o vazio que Manuel deixara. Não era o mesmo tipo de companhia, mas, de certa forma, aquele simples "obrigada" e os sorrisos inocentes da menina ajudaram a aliviar a sua solidão. Joaquim sentiu que, mesmo com as perdas inevitáveis da vida, ainda havia espaço para novas ligações, ainda que inesperadas.

As semanas passaram, e o parque voltou a ser um lugar de conforto para Joaquim. Agora, além das recordações de Manuel, tinha as conversas com Sofia, as flores que ela lhe oferecia, e os risos que enchiam o ar à sua volta. A dor da perda ainda estava lá, mas o coração começava a sentir-se menos pesado. O banco do parque, antes um símbolo de solidão, tornou-se novamente um lugar de encontros, de partilhas e de novas histórias.

5 O CHÁ DE DOMINGO

Margarida, com 76 anos, era o pilar da sua família. Durante décadas, foi quem mantinha as tradições vivas, organizava as festas, preparava os almoços de domingo, e tinha sempre uma palavra sábia para oferecer. Todos na família sabiam que, sem ela, nada funcionava como devia.

No entanto, nos últimos meses, Margarida começou a sentir-se diferente. O cansaço era constante, a memória falhava, e por vezes sentia-se confusa com coisas simples. Quando lhe foi diagnosticada uma forma inicial de demência, foi como se o chão lhe fugisse dos pés. A ideia de perder o controlo da sua mente assustava-a mais do que qualquer outra coisa. O que seria dela? E da sua família, que sempre contara com ela?

Aos poucos, Margarida teve de abdicar das suas responsabilidades. Já não conseguia preparar os almoços de domingo como antes, e até tarefas simples como fazer chá começavam a ser um desafio. Ver a sua independência escorrer-lhe entre os dedos era doloroso, mas o que mais lhe custava era o olhar de preocupação que os filhos e netos lhe lançavam.

"Eu sou a mesma," dizia a si mesma. "Ainda estou aqui."

Um domingo, enquanto se sentava à mesa com a família, percebeu que estavam todos a olhar para ela com um misto de carinho e tristeza. O silêncio parecia mais pesado do que de costume. Foi então que Margarida, de repente, se levantou, com a firmeza que ainda lhe restava. Foi até à cozinha e, com movimentos lentos mas determinados, começou a preparar o chá.

"Vou fazer o chá", anunciou. "Como sempre fiz."

Os filhos tentaram ajudar, mas ela recusou com um sorriso. Sabia que não era a mesma de antes, sabia que as suas mãos tremiam e que às vezes esquecia-se de coisas simples, mas naquele momento, precisava provar a si mesma que ainda podia contribuir, que ainda era parte daquilo que ela própria construíra. O cheiro familiar do chá encheu a cozinha, e, quando voltou à mesa, com a bandeja nas mãos, sentiu-se vitoriosa.

Os netos sorriram ao verem a avó a servir as chávenas. Para eles, aquele chá tinha um sabor especial. Era um símbolo de que, apesar das mudanças, a essência de Margarida permanecia. E para ela, foi um lembrete de que, mesmo que o seu corpo e a sua mente não fossem os mesmos, o amor e a dedicação que tinha pela sua família continuariam intactos.

A partir daquele dia, o chá de domingo tornou-se uma tradição diferente. Margarida continuava a preparar o chá, mesmo que os filhos a ajudassem em alguns passos. Era uma pequena vitória, uma forma de se manter ligada às suas raízes, e de lembrar a todos — e a si mesma — que, mesmo com as limitações, ainda havia muito a oferecer.

6 A CARTA QUE NUNCA CHEGOU

Manuel tinha 85 anos e, apesar da idade avançada, mantinha o hábito de ir à caixa do correio todos os dias. Tinha a esperança de que, um dia, receberia a carta que nunca chegou. Era uma história antiga, de quando tinha apenas 25 anos e estava prestes a casar-se com Teresa, o amor da sua vida. Mas a vida nem sempre corre como planeamos.

Naquele tempo, a família de Teresa emigrou para o Brasil, à procura de melhores condições de vida. Teresa queria que Manuel fosse com ela, mas ele, preso ao trabalho na pequena oficina do pai, não podia deixar tudo para trás. Prometeram-se amor eterno e trocaram cartas durante meses. Manuel até chegou a pedir-lhe que voltasse, numa carta em que expôs todos os seus sentimentos, mas a resposta nunca chegou. A comunicação entre eles foi-se esmorecendo, até que, um dia, as cartas pararam.

Manuel nunca casou. Passou a vida inteira a pensar na Teresa, imaginando como teria sido a vida deles se as coisas fossem diferentes. Mesmo que o tempo tivesse passado, o seu coração ainda batia forte ao pensar nela. Mas a vida continuou, e a oficina, os amigos e a família preencheram os anos.

Certo dia, quase por acaso, ao conversar com um vizinho, soube que Teresa estava de volta a Portugal, depois de tantos anos no Brasil. O coração de Manuel disparou. Seria possível que, depois de tanto tempo, se reencontrassem? Tinha tantas perguntas. Porque é que a carta nunca chegou? Porque é que nunca mais teve notícias dela?

Com a ajuda de um amigo, Manuel conseguiu o número de telefone de Teresa. Com as mãos a tremer, discou o número. Do outro lado, uma voz familiar atendeu.

"Teresa?"

A voz dela pareceu-lhe mais fraca, mas não menos doce. Falaram por minutos que pareciam horas, recordando os tempos passados e explicando o que acontecera. Teresa contou-lhe que nunca recebera a carta. Mudaram-se de casa pouco depois da última troca de correspondência, e as cartas perderam-se. Ela pensara que ele a esquecera. E Manuel, do lado de cá, pensara o mesmo.

Dias depois, encontraram-se num café à beira-mar, o mesmo onde tinham passado tantas tardes na juventude. A conversa fluiu como se os anos não tivessem passado. As rugas nos rostos e os cabelos brancos eram sinais do tempo, mas o afeto que sentiam um pelo outro permanecia intocável. Riram, emocionaram-se, e perceberam que, apesar de tudo, o destino lhes tinha dado uma segunda oportunidade.

Manuel voltou para casa naquela noite com o coração mais leve. Não importava o que o futuro lhes reservava; o importante era que, depois de todos aqueles anos, tinham-se reencontrado. Às vezes, a vida dá voltas inesperadas, mas, de alguma forma, traz-nos de volta ao que é verdadeiramente importante.

E assim, a carta que nunca chegou deixou de ser uma mágoa no coração de Manuel. Tornou-se apenas uma lembrança de como o amor, mesmo adiado, pode encontrar o seu caminho.

7 AS SOMBRAS DE ANGOLA

Carlos tinha 20 anos quando foi chamado para a guerra. Em 1967, deixou o Alentejo, onde crescera entre os campos de trigo e as conversas à sombra das oliveiras, para enfrentar a selva densa e as batalhas em Angola. Como tantos outros jovens portugueses, partiu sem saber o que esperar, com medo no peito, mas com a certeza de que estava a cumprir o seu dever.

Os primeiros meses foram de uma dureza que Carlos nunca imaginara. As noites eram longas, e os dias, entre patrulhas e emboscadas, pareciam intermináveis. Os sons da guerra – os tiros, as explosões, os gritos – tornaram-se uma constante na sua mente. Cada dia era uma luta pela sobrevivência, e o calor sufocante e as condições extremas só aumentavam a pressão psicológica.

Carlos viu camaradas caírem, amigos que jurara proteger. O peso dessas perdas começou a assombrá-lo, e, muitas vezes, pensava se alguma vez voltaria a ser o mesmo. As cartas da sua família, especialmente da sua mãe, eram o seu único consolo. Escrevia-lhe frequentemente, mas com o tempo, as palavras começaram a faltar-lhe. O que poderia dizer que fizesse sentido? Como poderia contar o que realmente acontecia ali?

O regresso a Portugal, após dois anos de serviço, foi agridoce. Carlos voltou fisicamente, mas parte dele parecia ter ficado naquela selva distante. A guerra não acabara no momento em que pisou o solo português; as memórias seguiam-no para onde quer que fosse. Pesadelos, ansiedades e um constante sentimento de culpa por ter sobrevivido enquanto outros não tiveram a mesma sorte tornaram-se a sua realidade.

Durante anos, Carlos tentou levar uma vida normal. Casou-se, teve filhos, trabalhou na mesma terra onde crescera, mas a guerra continuava a viver dentro dele. Evitava falar sobre o que acontecera em Angola, nem com a sua esposa, nem com os amigos. O silêncio parecia mais fácil, mas ao mesmo tempo, pesava-lhe na alma. O fardo de carregar sozinho aquelas memórias tornou-se insuportável.

Foi só muitos anos depois, já com 60 anos, que Carlos decidiu procurar ajuda. Numa sessão de terapia, pela primeira vez, começou a contar o que vivera. Falou das noites sem dormir, dos rostos dos camaradas que ainda via quando fechava os olhos, e do medo que o acompanhava desde então. Era difícil, mas, à medida que falava, sentia-se a libertar. Era como se, finalmente, estivesse a abrir uma porta que mantivera trancada durante décadas.

Com o tempo, Carlos começou a encontrar uma nova forma de viver com o passado. Não podia apagá-lo, mas aprendeu a aceitá-lo. As sombras de Angola ainda estavam lá, mas já não o controlavam. Descobriu na jardinagem um escape, passava horas a cuidar do seu pequeno quintal, plantando flores e árvores, criando vida onde antes só via destruição. Cada nova planta que crescia era para ele um símbolo de esperança, uma forma de lembrar-se de que, mesmo após a guerra, era possível voltar a florescer.

8 O ECO DA SERRA

Na Serra do Arestal, o tempo passava de maneira diferente. As manhãs chegavam devagar, com o sol a romper lentamente entre as montanhas, e as noites eram preenchidas pelo som do vento a soprar entre as árvores. Manuel e Júlia viviam ali há mais de cinquenta anos, num pequeno casebre de pedra que construíram juntos, quando eram ainda jovens e cheios de sonhos.

A vida na serra não era fácil, mas era tudo o que conheciam. A terra era dura, e o sustento vinha da horta que Manuel cultivava com dedicação. Os dias eram passados no campo, entre a enxada e o gado, e Júlia, sempre a seu lado, cuidava das galinhas e fazia o queijo de cabra que vendiam na aldeia mais próxima.

Mas, nos últimos anos, a serra começava a parecer-lhes mais solitária. Os filhos, que outrora corriam pelos campos e ajudavam nas colheitas, tinham partido em busca de melhores oportunidades na cidade. Ficaram as memórias das risadas ecoando pelas montanhas, e o vazio deixado pelo silêncio. Mesmo assim, Manuel e Júlia não se deixavam abater. A serra fazia parte deles, e abandonar aquele pedaço de terra nunca foi uma opção.

Certo inverno, a neve cobriu a serra de branco como há muito não acontecia. Os caminhos ficaram intransitáveis, e o casebre parecia isolado do mundo. Durante dias, as geadas foram intensas, e o frio entrava pelos pequenos buracos nas paredes de pedra. A horta estava coberta, e as cabras abrigavam-se no curral. Manuel e Júlia aqueciam-se junto à lareira, com o crepitar da lenha a oferecer algum conforto.

Foi durante uma dessas noites frias que Manuel, ao olhar pela janela, se lembrou de como a serra o moldara. Crescera ali, entre a dureza da terra e a tranquilidade das montanhas. Tudo o que tinha na vida fora conquistado com esforço, mas também com uma paz interior que só a serra lhe proporcionava. O ar puro, as manhãs silenciosas, o som distante das aves – tudo aquilo fazia parte da sua essência.

Júlia, sentada ao seu lado, pareceu ler-lhe os pensamentos. Segurou-lhe a mão, com o mesmo carinho de sempre, e disse: "Lembras-te de como era quando chegámos aqui? Não tínhamos nada, só este terreno e um ao outro."

Manuel sorriu. "E olha para nós agora. Ainda aqui, com tudo o que construímos."

Apesar das dificuldades, havia uma certa beleza naquela vida simples. As estações vinham e iam, e com elas, o ciclo da vida no campo. A primavera traria de volta as flores silvestres e os riachos correntes, e a horta, agora coberta de gelo, voltaria a encher-se de verduras. A serra, pensava Manuel, ensinava-lhes a ser resilientes, a aceitar as adversidades com a certeza de que tudo passa.

Naquela noite, enquanto a neve caía lá fora, Manuel e Júlia sentiram-se gratos por tudo o que tinham. A serra, com a sua imponência e tranquilidade, era o seu refúgio, o lugar onde, apesar de todas as dificuldades, encontravam sempre uma razão para continuar. E, mesmo que os filhos estivessem longe, sabiam que ali, naquela serra, tinham criado algo maior do que uma simples casa: tinham construído uma vida de perseverança, amor e cumplicidade, cercados pela paz que só o campo lhes oferecia.

9 AS LUZES DO HOSPITAL

Dona Amélia tinha 73 anos quando foi internada no hospital. Há meses que sentia um cansaço persistente, mas sempre pensara que era apenas o peso da idade. Foi só quando a dor no peito se tornou insuportável que aceitou a ideia de procurar ajuda. No hospital, o diagnóstico foi claro: problemas no coração, e uma cirurgia era inevitável.

O hospital tornou-se a sua nova realidade. O barulho constante das máquinas, o som dos passos rápidos dos enfermeiros e os cheiros estéreis faziam-lhe lembrar que já não estava em casa. Não era o lugar que imaginara passar os seus últimos anos de vida. Sentia-se pequena e frágil naquela cama, longe das suas rotinas simples e do aconchego do lar.

As noites eram as piores. O silêncio do hospital, interrompido apenas pelo sussurro de conversas nos corredores e o bip das máquinas, deixava espaço para que a mente de Amélia divagasse. Lembrava-se de como era antes, de como tinha sido independente, de como adorava cuidar do seu jardim, preparar o chá da tarde e receber os netos. Agora, até essas pequenas alegrias pareciam-lhe distantes.

Mas o pior não era o físico – o corpo, sabia, estava fraco. O que mais a assustava era a solidão. Os filhos visitavam-na sempre que podiam, mas a maior parte do tempo estava sozinha com os seus pensamentos. Até que um dia, algo mudou.

Era uma tarde como outra qualquer quando Sofia, uma jovem enfermeira, entrou no quarto de Amélia com um sorriso caloroso. Sofia era nova no hospital, e a sua energia era contagiante. "Como está hoje, Dona Amélia?" – perguntou ela com uma voz suave. Amélia suspirou, preparando-se para a habitual troca de palavras educadas, mas Sofia surpreendeu-a.

"Sabia que também a minha avó esteve aqui há uns meses?" – disse a jovem enfermeira, sentando-se ao lado da cama. "Ela dizia-me que o hospital pode ser um lugar de cura, mas também de esperança."

Curiosa, Amélia olhou para a jovem. Sofia contou-lhe como a sua avó, com idade semelhante à de Amélia, enfrentara uma cirurgia complicada e, apesar das dificuldades, encontrara forças que nem ela mesma sabia que tinha. "O segredo," dizia a avó de Sofia, "é não desistir de acreditar que cada dia traz algo de novo. Mesmo que seja apenas um sorriso de alguém que passa."

Essas palavras tocaram fundo em Amélia. Ela sempre fora uma mulher forte, mas o tempo no hospital estava a desgastar-lhe o espírito. No entanto, naquela noite, algo dentro dela despertou. Olhou para as luzes do hospital, que até então lhe pareciam frias e distantes, e decidiu que precisava de lutar. Havia ainda coisas que queria fazer, momentos que queria viver com os netos, com os filhos, com o seu jardim.

Nos dias seguintes, começou a participar mais nas pequenas rotinas. Conversava com as enfermeiras, tentava dar pequenos passeios pelos corredores, sempre com a ajuda de Sofia, que se tornara uma amiga inesperada. Passo a passo, recuperava a sua força interior.

A cirurgia chegou, e, apesar do medo, Amélia sentiu-se preparada. Quando acordou na sala de recuperação, o rosto familiar de Sofia estava ali. "Conseguiu, Dona Amélia," disse ela com um sorriso. Amélia, ainda fraca, sorriu de volta. Sabia que a recuperação seria longa, mas algo mudara. Já não era apenas o corpo que estava a curar-se, mas também o seu espírito.

10 O CAMINHO PARA O CENTRO

Dona Elisa sempre fora uma mulher independente. Com 82 anos, ainda se orgulhava de cuidar da sua casa sozinha. Era viúva há mais de uma década, mas mantinha-se ativa, fazendo as suas compras, cuidando das plantas e mantendo a sua rotina de caminhadas matinais. A ideia de depender de alguém ou de um lugar nunca lhe passara pela cabeça. Afinal, sempre tinha sido capaz de se orientar na vida, com ou sem ajuda.

No entanto, os filhos começaram a notar que as coisas já não corriam tão bem como antes. As tarefas simples, que Dona Elisa costumava fazer com facilidade, agora pareciam-lhe difíceis. Começava a esquecer-se das coisas com mais frequência, e o andar já não era tão firme. Um dia, ao fazer uma das suas caminhadas, teve uma pequena queda. Embora não se tenha magoado gravemente, a preocupação dos filhos aumentou.

Foi então que sugeriram que Dona Elisa passasse algum tempo num centro de dia. "Não é uma casa de repouso, mãe. Lá pode conviver com outras pessoas, fazer atividades, e ainda volta para casa no final do dia," explicaram, tentando tranquilizá-la. Mas a ideia não agradou nada a Dona Elisa. O simples pensamento de frequentar um centro de dia fazia-lhe sentir que estava a perder a sua liberdade, a sua autonomia.

"Eu não sou uma criança para ser deixada num sítio qualquer," dizia ela, irritada. "Ainda sou capaz de cuidar de mim mesma."

Os filhos insistiram, mas sem a forçar. Explicaram-lhe que seria apenas uma experiência, que ela podia ir por uns dias, e, se não gostasse, não teria de voltar. Depois de muita relutância e um misto de cansaço e preocupação por desiludir os filhos, Dona

Elisa aceitou experimentar. "Só por uma semana," avisou.

No primeiro dia, Elisa estava nervosa. Chegou ao centro de dia com a sua habitual resistência. Sentou-se numa cadeira à parte, observando os outros senhores e senhoras conversarem e participarem nas atividades, mas não se envolveu. Para ela, aquilo era temporário, uma experiência que confirmaria que ela estava melhor sozinha.

Mas, ao fim do terceiro dia, algo inesperado aconteceu. Uma senhora de idade semelhante, chamada Mariana, aproximou-se de Elisa durante o almoço. Mariana era extrovertida, sempre com um sorriso no rosto, e insistiu para que Elisa se juntasse a ela no jogo de cartas da tarde. "Vá, venha jogar. Não tem graça nenhuma se eu não tiver alguém a quem ganhar!" disse com uma gargalhada que fez até Elisa sorrir.

Com alguma relutância, Dona Elisa aceitou. O jogo de cartas, que começara como uma atividade banal, tornou-se uma ocasião de risos e histórias partilhadas. Aos poucos,

Elisa começou a participar mais, primeiro nos jogos, depois nas conversas e até nas aulas de ginástica, algo que nunca imaginara fazer. Sentiu-se surpreendida ao perceber que as suas manhãs, antes tão silenciosas, agora eram preenchidas com atividades que a faziam sentir-se viva e, mais importante, acompanhada.

O que mais a surpreendeu, no entanto, não foram as atividades, mas as amizades que começou a formar. Mariana e outros companheiros tornaram-se parte do seu dia a dia, e Elisa, que antes se sentia resistente à ideia de partilhar o seu tempo com outras pessoas, descobriu que havia algo especial na convivência com os outros, na partilha de histórias de vida semelhantes à sua.

No final da semana, quando os filhos vieram buscá-la, Elisa já não estava tão certa de que queria voltar à sua rotina solitária. "Foi… interessante," disse, tentando esconder o quanto, na verdade, gostara da experiência. E, com o tempo, o centro de dia deixou de ser uma imposição. Tornou-se parte da sua nova rotina. Todos os dias, ela voltava para casa com um sorriso, ansiosa pelo próximo dia de jogos, histórias e, acima de tudo, de companhia.

11 O AMOR QUE ESPEROU

Dona Helena tinha 82 anos quando se mudou para o lar. Depois de uma vida inteira a viver na sua casa, com os filhos já crescidos e a viver longe, decidiu que seria mais confortável estar num lugar onde pudesse ter companhia e cuidados mais próximos. No início, custou-lhe adaptar-se à nova realidade. A casa onde criara a família estava cheia de memórias, e deixá-la para trás não foi fácil. Mas, com o tempo, começou a apreciar a tranquilidade do lar e a companhia dos outros residentes.

Entre as rotinas diárias e as atividades do lar, Helena passava o tempo a ler, a conversar com os outros, mas, sobretudo, a recordar o passado. Havia uma memória que voltava sempre, como uma sombra suave nos seus pensamentos: o seu primeiro amor, José.

Quando Helena tinha 17 anos, conheceu José numa festa da aldeia. Ele era um rapaz de 19 anos, filho de uma família humilde que trabalhava a terra. Era gentil, com um sorriso tímido e olhos que pareciam refletir a luz do sol. Os dois apaixonaram-se quase de imediato. Passavam horas a conversar junto ao rio, rindo e sonhando com um futuro juntos. Mas o amor deles foi interrompido pelo destino.

Naquele tempo, a diferença de classes sociais era uma barreira intransponível. A família de Helena, de boas posses, nunca aceitaria que ela se casasse com alguém como José. Por mais que se amassem, sabiam que o relacionamento deles não tinha futuro. Os pais de Helena proibiram-na de ver José, e, com lágrimas nos olhos, ela aceitou o que parecia ser a única opção: afastar-se dele.

José, por sua vez, nunca quis causar problemas a Helena e decidiu partir. Foi trabalhar para o estrangeiro, tentando esquecer o amor que deixara para trás. Helena acabou por casar-se com um homem escolhido pela família, teve filhos e viveu uma vida tranquila, mas nunca esqueceu o amor que partilhara com José. Era uma lembrança guardada no fundo do coração, uma saudade doce, mas que ela aprendeu a deixar adormecida.

Agora, tantos anos depois, num lar de idosos, Helena vivia em paz com o passado. Ou assim pensava, até o dia em que, durante o almoço, uma nova residente lhe contou sobre um homem que tinha acabado de chegar ao lar. "Parece que foi trabalhar lá fora durante muitos anos, e agora voltou. Chama-se José," disse a mulher, com naturalidade.

Helena ficou petrificada. José? Não podia ser o mesmo, pensou. Mas, ao longo dos dias, a curiosidade crescia dentro dela. E, uma tarde, enquanto estava no jardim do lar, viu um homem a caminhar lentamente, apoiado numa bengala. Era ele. O cabelo grisalho, o rosto marcado pelo tempo, mas os mesmos olhos. O mesmo José.

Os dois cruzaram os olhares por um instante, e José parou, reconhecendo-a de imediato. "Helena?" perguntou, com a voz trémula, como se estivesse a duvidar dos seus próprios olhos. Ela não conseguiu falar, apenas assentiu com a cabeça, o coração batendo como se fosse a jovem de 17 anos outra vez.

José aproximou-se, e os dois sentaram-se num banco do jardim, lado a lado, sem dizer nada por alguns minutos. Não era necessário. A memória do passado estava ali, entre eles, presente como nunca antes. Quando finalmente começaram a falar, as palavras eram simples, mas cheias de emoção.

"Eu nunca te esqueci, Helena," disse José. "A vida levou-nos por caminhos diferentes, mas sempre me perguntei como estarias."

Helena sentiu as lágrimas a encherem-lhe os olhos. "Também pensei muitas vezes em ti,

José. Pensei que o nosso amor era algo que ficaria no passado, mas nunca desapareceu completamente."

E assim, como se o tempo tivesse esperado por eles, Helena e José reencontraram-se no outono das suas vidas. Não havia mais barreiras sociais, nem expectativas familiares, apenas duas pessoas que partilhavam um passado e um amor que, embora adormecido, nunca se apagara completamente. Caminhavam juntos pelo jardim do lar, conversando sobre as suas vidas, as alegrias e as dores que viveram, mas sempre com a sensação de que, de alguma forma, o destino os reunira novamente.

Com o passar dos meses, Helena e José tornaram-se inseparáveis. Faziam companhia um ao outro nas tardes silenciosas do lar, relembrando o passado, mas também criando novas memórias. O amor que fora impossível na juventude floresceu na velhice, mais maduro, mais calmo, mas não menos intenso.

12 O DIA EM QUE A LIBERDADE CHEGOU

Amanhecia cedo na aldeia de Santo Amaro, mas aquele 25 de abril de 1974 tinha algo de diferente. Isabel, de 23 anos, levantara-se como fazia todas as manhãs, com a luz pálida do sol a começar a espreitar pelas colinas. A rotina diária estava-lhe cravada nos ossos: preparar o pequeno-almoço, alimentar as galinhas e, depois, ajudar os pais no campo. Mas algo no ar, naquele dia, estava diferente. Havia um rumor, um silêncio estranho, como se o próprio vento sussurrasse algo de novo.

Enquanto preparava o café, ouviu o rádio na cozinha, algo que o pai ligava todos os dias sem grande entusiasmo. As mesmas notícias, as mesmas vozes controladas, sempre evitando tocar nos temas que verdadeiramente importavam. Mas, de repente, o som no rádio mudou. Uma voz firme, mas carregada de emoção, falava de Lisboa. Isabel parou de mexer o café e aproximou-se da porta da cozinha, com o coração acelerado.

"Às três da manhã, as Forças Armadas ocuparam pontos estratégicos na capital... Está em curso uma operação militar para derrubar o regime ditatorial..."

Isabel sentiu um calafrio correr-lhe a espinha. O regime? O regime que a sua família, os seus amigos, todos conheciam bem, mas do qual ninguém ousava falar? Poderia ser verdade? Poderia finalmente ter chegado o dia em que Portugal se libertaria das amarras da ditadura? Ela não sabia exatamente o que esperar. Crescera a ouvir os sussurros de medo sobre o governo, sobre os homens da PIDE, e a ver os irmãos mais velhos partir para uma guerra em África que parecia nunca acabar.

O pai entrou na cozinha apressado. Tinha o rosto fechado, a expressão dura. "Isto pode ser perigoso, Isabel. Temos de ter cuidado. Não sabemos o que vai acontecer."

Isabel sentiu a tensão na voz dele. Para o pai, a ideia de uma revolução trazia tanto receio quanto esperança. Recordava-se de quando, em jovem, viram amigos desaparecer sem explicações, levados pela polícia política por terem dito uma palavra errada no momento errado. Isabel sabia que o pai tinha razão em ter medo, mas havia uma chama de entusiasmo a acender-se dentro dela.

Correu até ao pequeno rádio de pilhas que o irmão lhe deixara quando partiu para a guerra colonial. Sintonizou a mesma estação e ouviu mais detalhes. Em Lisboa, os militares tinham ocupado as ruas, os tanques avançavam, e algo inimaginável estava a acontecer: o regime estava a cair. A ditadura, que governava o país há quase meio século, estava a desmoronar-se perante os seus olhos.

Ao meio-dia, a notícia espalhara-se pela aldeia. O João, o carteiro, chegou a casa de Isabel a correr, com o sorriso mais largo que ela alguma vez lhe vira. "Caíram, Isabel! Caíram! Os militares tomaram conta de Lisboa! O governo vai embora!"

O coração de Isabel batia descompassado. Era verdade. A liberdade, uma palavra que até então parecia tão distante, estava agora a materializar-se. Pegou no casaco e, sem hesitar, correu até à praça central da aldeia. Vários vizinhos já se juntavam ali, cada um com a sua própria mistura de esperança e cautela. Ninguém sabia exatamente o que esperar, mas a excitação no ar era palpável. As pessoas sussurravam, riam baixinho, e até os mais velhos, aqueles que tinham vivido sob o regime durante tanto tempo, pareciam começar a acreditar.

O sino da igreja tocou. Aquele som, normalmente tão familiar e rotineiro, agora parecia anunciar algo muito maior. Isabel, ofegante do caminho até à praça, olhou à sua volta. As caras que via todos os dias pareciam diferentes naquele momento. Havia neles um brilho, um alívio contido, como se, finalmente, pudessem respirar sem o peso da opressão.

No final da tarde, a notícia que todos esperavam chegou. O regime havia caído. Não houve tiros nas ruas, nem bombas, nem o medo que muitos temiam. O que aconteceu em Lisboa foi pacífico, uma revolução que começou com os cravos vermelhos nos canos das espingardas dos soldados e terminou com um país a sair da escuridão. O 25 de Abril de 1974 ficaria para sempre conhecido como o Dia da Liberdade.

Naquela noite, enquanto o silêncio voltava à aldeia, Isabel sentou-se junto à janela do seu quarto e olhou para o céu. Tudo parecia igual, mas ela sabia que nada seria como antes. Agora, havia um novo começo, uma nova esperança. A guerra colonial acabaria. O irmão, talvez, voltasse finalmente para casa. E ela, como tantos outros, poderia viver numa terra onde falar e pensar não seriam mais crimes.

As lágrimas começaram a escorrer-lhe pelo rosto, mas desta vez não eram de tristeza. Eram de alívio. Eram o reflexo da liberdade finalmente alcançada, da promessa de um futuro onde as pessoas poderiam ser quem realmente eram, sem medo de represálias.

Na rádio, continuavam a tocar "Grândola, Vila Morena," a canção que se tornara o símbolo daquele dia. Isabel, de olhos fechados, sorriu. O futuro estava incerto, mas pela primeira vez em muito tempo, sentia que o amanhã trazia consigo a possibilidade de esperança.

13 DE VOLTA A UM LUGAR ESTRANHO

Carlos olhava para o horizonte, as mãos enfiadas nos bolsos do casaco, sentindo o vento frio bater-lhe no rosto. Era outubro de 1975, e ele estava de volta a Portugal há apenas três meses, depois de ter deixado Angola, a terra onde nasceu e viveu toda a sua vida até então. Apesar de estar fisicamente em Portugal, sentia-se um estrangeiro no seu próprio país. A palavra "retornado" pesava-lhe nos ombros como um fardo, algo que ele nunca tinha imaginado que um dia seria.

A sua família tinha partido às pressas, como tantos outros, fugindo do caos que tomara conta das antigas colónias com a descolonização. O sonho de uma vida estável e próspera em Angola desmoronara-se com a chegada da guerra. Carlos lembrava-se claramente do dia em que tudo mudou. Os sons dos tiros e das explosões tornaram-se parte do quotidiano, e a sensação de insegurança crescia a cada minuto. As notícias de amigos e vizinhos que estavam a ser forçados a abandonar as suas casas para salvar a vida eram constantes. E, num instante, chegou a vez deles.

Quando finalmente chegaram a Lisboa, vindos num dos muitos aviões lotados, Carlos, os pais e a irmã perceberam que o que tinham deixado para trás nunca mais voltaria. Chegaram apenas com a roupa que traziam no corpo e uma mala com alguns objetos pessoais, mas sem nada do que realmente construíram em Angola durante anos. Não eram os únicos. Milhares de retornados estavam a inundar as cidades de Portugal, tentando recompor as suas vidas, encontrar abrigo e uma nova forma de sobreviver.

Carlos, com 32 anos, formara-se em engenharia e trabalhara numa grande empresa em Luanda, onde tinha uma vida confortável. Angola era a sua casa, o lugar onde crescera, onde fizera amigos, onde aprendera a nadar nos rios e a subir às árvores. A mudança para Portugal foi um choque. Lisboa, uma cidade que sempre lhe parecera distante e mítica, era agora um lugar de confusão, e a sua família, que antes vivia com conforto, deparava-se com a incerteza de um futuro completamente diferente.

O governo tinha criado centros de acolhimento para retornados, mas esses locais eram apenas uma solução temporária. Carlos e a sua família ficaram num desses centros durante semanas, partilhando espaços minúsculos com outras famílias, ouvindo os mesmos relatos de perda e desespero. Cada rosto parecia contar uma história semelhante: vidas interrompidas, sonhos destruídos, e a constante pergunta "E agora?".

Ao fim de algumas semanas, conseguiram alugar um pequeno apartamento na periferia de Lisboa, mas a adaptação não foi fácil. O pai, que já era idoso, tinha dificuldades em aceitar que a sua vida em Angola se fora para sempre. A mãe mantinha-se ocupada, tentando tornar aquele novo apartamento num lar, mas Carlos via o desânimo nos seus olhos. Já a irmã, mais nova, tentava encontrar algum sentido na nova realidade, procurando emprego e tentando integrar-se, mas sentia-se perdida.

Para Carlos, o maior desafio foi aceitar que o que ele tinha deixado em Angola nunca voltaria. Na sua mente, Angola não era apenas um território distante; era parte da sua identidade. E, no entanto, ali estava ele, num país que o tratava com desconfiança. Muitos portugueses olhavam os retornados como intrusos, como gente que chegara para tirar-lhes recursos e empregos. Carlos sabia que a luta por trabalho seria dura, mas não esperava a hostilidade velada que encontrou. Quando se candidatou a empregos, as entrevistas eram sempre iguais: olhares desconfiados, perguntas sobre a sua experiência em Angola, e o temido "Não estamos a contratar no momento". O preconceito estava lá, mesmo que nunca fosse dito diretamente.

As ruas de Lisboa, que ele começava a percorrer, eram frias, em contraste com o calor e a cor vibrante de Luanda. Sentia falta das noites quentes de África, do cheiro das árvores e da música que preenchia os bairros. A vida em Portugal era sombria e cinzenta, e Carlos começou a perguntar-se se algum dia iria sentir-se verdadeiramente em casa.

Mas, com o tempo, e com a ajuda de alguns amigos que fez entre outros retornados, Carlos começou a perceber que, por mais que a vida o tivesse arrancado de Angola, havia um futuro a ser construído em Portugal. Não seria o mesmo que deixou para trás, mas ainda havia espaço para novos começos. Conseguiu um emprego modesto como engenheiro numa pequena empresa de construção, e aos poucos começou a restabelecer a sua vida.

Aos poucos, a sua família também foi encontrando um caminho. A irmã encontrou trabalho numa loja, e os pais começaram a aceitar que o futuro seria diferente do que tinham imaginado. As lembranças de Angola permaneciam, como cicatrizes que nunca desapareceriam, mas com o tempo deixaram de doer tanto.

Um dia, quando estava a caminhar pelo centro de Lisboa, Carlos olhou para o rio Tejo e percebeu que, apesar de todas as dificuldades, ainda havia algo de belo naquele país que agora o acolhia. Talvez nunca voltasse a sentir-se tão em casa como se sentia em Angola, mas podia, com o tempo, encontrar uma nova forma de pertencer.

O vento que lhe soprava no rosto trouxe-lhe uma sensação de esperança renovada. Talvez, pensou ele, Portugal pudesse ser mais do que apenas o país para onde foi obrigado a voltar. Talvez pudesse, um dia, sentir que este era o seu lugar.

14 O SOM DAS MÁQUINAS

Joaquim acordava todos os dias antes do sol nascer. O som do despertador ecoava pela casa pequena e fria, e ele, já habituado, levantava-se sem pressa. Colocava o velho casaco de lã e saía para o trabalho na fábrica de sapatos, como fazia desde os 16 anos. Agora, com 42, Joaquim sentia o peso dos anos de trabalho a curvarem-lhe as costas, mas sabia que não tinha outra opção. Era ali, na fábrica, que sustentava a sua família — a mulher, Maria, e os dois filhos pequenos.

A fábrica de sapatos onde Joaquim trabalhava, em São João da Madeira, era uma das maiores da região. Desde sempre, a cidade fora conhecida pela indústria do calçado, e as suas ruas estavam cheias de operários como Joaquim, que faziam das máquinas e do couro a sua vida. Era um trabalho árduo e repetitivo, mas, para Joaquim, havia uma certa dignidade em cada par de sapatos que ajudava a produzir. Sabia que o seu trabalho, embora invisível para muitos, calçava pessoas por todo o país, e isso trazia-lhe algum conforto.

O som das máquinas era quase constante na vida de Joaquim. No início, aquele barulho metálico e ritmado incomodava-o, mas agora fazia parte do seu dia, como o batimento do coração. Assim que entrava na fábrica, o ambiente era sempre o mesmo: homens e mulheres concentrados nas suas tarefas, o cheiro a cola e couro a encher o ar, e o som das solas a serem cortadas e moldadas. Joaquim trabalhava na secção de acabamentos, onde os sapatos ganhavam forma e sofisticação antes de serem embalados e enviados.

Mas a vida na fábrica nem sempre era fácil. Nos anos 70, a pressão para produzir mais era constante. Os chefes exigiam cada vez mais dos operários, e Joaquim via muitos dos seus colegas a sofrerem com o ritmo alucinante. Muitos caíam doentes ou lesionavam-se nas máquinas. E o pior de tudo era o medo de perder o emprego. A qualquer momento, a fábrica podia decidir cortar pessoal ou aumentar as metas de produção, sem aviso.

Apesar das dificuldades, havia uma camaradagem entre os trabalhadores. Nos intervalos, sentavam-se juntos a fumar, partilhando histórias e queixando-se das dores que o trabalho lhes provocava. Falavam sobre a vida, os filhos, e os sonhos que muitos já tinham deixado de lado. Joaquim, no entanto, mantinha a esperança de que um dia as coisas pudessem melhorar.

"Talvez um dia a gente consiga sair daqui," dizia-lhe, às vezes, o amigo Manel, que trabalhava na linha de montagem. "Talvez possamos abrir o nosso negócio. Quem sabe?"

Joaquim ria-se. Sabia que, para a maioria deles, sair da fábrica era um sonho distante.

"Pode ser, Manel, pode ser," respondia, mas sem grande convicção. Para Joaquim, a realidade era simples: enquanto houvesse sapatos a fazer, ele estaria ali, de pé, a trabalhar para dar aos filhos uma vida melhor do que a sua.

A revolução de abril de 1974 trouxe mudanças para o país, mas, na fábrica, as coisas continuaram praticamente iguais. Houve um momento de esperança, uma sensação de que os trabalhadores podiam ter mais voz, mais direitos. Algumas greves foram organizadas, e Joaquim, pela primeira vez, sentiu o poder da união dos operários. No entanto, a vida no trabalho mantinha-se dura, e a fábrica não mostrava sinais de abrandar o ritmo.

No final de cada dia, quando Joaquim voltava para casa, as mãos doíam-lhe, cobertas de pequenos cortes e calos. Sentava-se à mesa com Maria e os filhos, a ouvir as histórias do dia. As crianças falavam da escola, cheias de energia e sonhos, enquanto Maria servia o jantar, sempre preocupada com o pouco dinheiro que tinham. Mas Joaquim, mesmo cansado, sorria. Sabia que tudo o que fazia era por eles.

Nos fins de semana, Joaquim tentava encontrar algum tempo para si. Levava os filhos ao parque, e Maria, às vezes, dizia-lhe para descansar, mas ele recusava. "Não posso ficar parado," dizia, meio a brincar. "O corpo já está habituado a estar sempre em movimento." Mas, na verdade, Joaquim tinha medo do que poderia acontecer se parasse. Tinha medo de pensar demasiado na vida que levava, no tempo que passava na fábrica, nos anos que se escoavam como areia por entre os dedos.

O futuro parecia incerto. Joaquim sabia que não poderia continuar assim para sempre, mas também não via muitas outras opções. A fábrica era a sua vida, o lugar onde crescera e onde os seus sonhos, aos poucos, se tinham transformado em responsabilidade. O som das máquinas era um lembrete constante disso.

No entanto, havia algo que o fazia continuar. Talvez fosse a esperança, ténue, mas presente, de que os seus filhos teriam um futuro diferente. Talvez fosse a camaradagem entre os colegas, que tornava os dias menos pesados. Ou talvez fosse a simples força de vontade de quem, apesar de tudo, nunca desistiu.

Naquele dia, enquanto o sol começava a pôr-se sobre São João da Madeira, Joaquim olhou para a fábrica atrás de si e, por um breve momento, pensou em como seria a sua vida sem aquele lugar. Mas afastou o pensamento rapidamente. Amanhã, como todos os outros dias, voltaria, pronto para enfrentar mais um dia de trabalho. E, enquanto o som das máquinas continuasse a ecoar, ele sabia que ainda havia vida para viver, um dia de cada vez.

15 A MALA DE CARTÃO

João tinha 24 anos quando decidiu partir para França. Os anos 60 eram tempos difíceis em Portugal, e o campo já não dava o suficiente para sustentar a família. Ouvira falar que, em França, havia trabalho para quem quisesse, e ele estava decidido a melhorar a vida da mulher e dos dois filhos pequenos. Assim, uma manhã de verão, pegou numa mala de cartão e embarcou num autocarro com destino ao desconhecido.

A viagem foi longa. Durante horas, João via o país a desaparecer pela janela, as pequenas aldeias, os campos e as montanhas que conhecia desde criança. O aperto no peito crescia a cada quilómetro. Deixava para trás tudo o que era seu – a família, os amigos, e até o cheiro da terra molhada depois da chuva, que sempre o acalmava. Mas havia algo mais forte que a saudade: a vontade de dar um futuro melhor aos seus.

Chegou a França numa noite fria, bem diferente do calor que deixara em Portugal. Não falava a língua e os primeiros dias foram de solidão. Dormia num quarto minúsculo, partilhado com outros três homens, também portugueses, todos com as mesmas rugas de cansaço no rosto. Trabalharam nas obras, levantando paredes e carregando tijolos de sol a sol. O corpo doía, as mãos ganhavam calos, mas João nunca se queixava. Cada franco ganho era guardado com cuidado, destinado à sua família.

Nos primeiros meses, as cartas eram o seu único consolo. A mulher escrevia-lhe contando como os filhos cresciam e como todos sentiam a sua falta. Ele respondia sempre com palavras de esperança, prometendo que voltaria assim que juntasse o suficiente para lhes dar uma vida melhor.

Os anos foram passando, e o regresso parecia sempre adiado. João continuava a trabalhar, ano após ano, em França. As poucas vezes que conseguia voltar a Portugal eram breves, quase sempre no Natal. Nessas visitas, a casa parecia-lhe menor, as ruas mais estreitas, e o tempo demasiado curto. O coração de João dividia-se: uma parte ficava em França, onde conseguia sustentar a família, e outra parte ficava em Portugal, onde estava tudo o que ele realmente amava.

Um dia, quando já era um homem de cabelos grisalhos, João regressou de vez. A mala de cartão, que o acompanhara desde o primeiro dia, estava mais gasta, mas cheia de memórias e histórias para contar. Agora, já não precisava partir. Tinha conseguido o que tanto desejara: a casa estava paga, os filhos estavam criados, e a sua mulher, à porta de casa, recebia-o com o mesmo sorriso que ele recordava desde a juventude.

Afinal, a vida em França dera-lhe o que ele tanto sonhara: uma vida digna para os seus. E, embora a saudade o tivesse acompanhado todos os dias, João sabia que, no final, o sacrifício valera a pena.

16 O SOM DO PIANO

Helena tinha 65 anos quando tudo mudou. Um AVC deixou-lhe o lado direito do corpo paralisado, e, de um momento para o outro, a sua vida virou do avesso. Sempre fora ativa, amava passear pelo bairro, cuidar do jardim e, acima de tudo, tocar piano. Desde menina que a música fazia parte do seu mundo. As teclas do piano eram como uma extensão dela mesma, e perder o movimento da mão direita foi como perder uma parte de si.

Nos primeiros meses após o acidente, Helena sentia-se impotente. Os dias eram longos e vazios, passados entre consultas médicas e sessões de fisioterapia. Mas o que mais lhe custava era olhar para o piano, que agora estava parado num canto da sala, coberto por uma fina camada de pó. O som das notas, que antes enchia a casa, agora era apenas uma memória distante.

"Talvez seja o fim do piano para mim", pensava muitas vezes. As mãos tremiam ao tentar segurar uma caneta, quanto mais ao imaginar tocar as teclas com a mesma destreza de antes. Mas, num desses dias de tristeza, uma amiga sua, Clara, visitou-a com uma proposta inesperada.

"E se tentasses tocar com a mão esquerda?" – sugeriu Clara. "Há músicas que podes aprender só com uma mão. Não tens de desistir daquilo que amas."

No início, a ideia pareceu-lhe absurda. Como poderia tocar apenas com a mão esquerda? Não seria a mesma coisa. Mas a sugestão ficou a ecoar na sua cabeça, e numa tarde em que se sentia especialmente nostálgica, decidiu tentar.

Com dificuldade, sentou-se ao piano. A mão direita, ainda paralisada, repousava no colo, enquanto os dedos da mão esquerda hesitavam sobre as teclas. Começou com algo simples, uma melodia que tocava de cor desde criança. Os dedos estavam rígidos, mas aos poucos a música começou a emergir. Não era perfeita, mas era um começo.

Dia após dia, Helena dedicava alguns minutos ao piano. Às vezes, a frustração tomava conta dela, mas outras vezes, pequenos avanços enchiam-na de esperança. Descobriu que havia muitas músicas adaptadas para serem tocadas apenas com a mão esquerda, e, a cada nova canção que aprendia, sentia-se mais confiante.

O piano, que um dia parecia perdido para sempre, voltava a ser a sua fonte de alegria. Helena não só reaprendeu a tocar, mas também redescobriu o prazer de superar as suas limitações. A música, que sempre fora a sua paixão, agora era também o seu caminho para a recuperação.

Um ano depois, já conseguia tocar várias melodias com a mão esquerda. Mesmo que não tocasse como antes, a música que saía do piano era mais bonita do que nunca, porque representava a sua força e a sua resiliência. A vida, tal como o piano, exigia adaptação, e Helena, com coragem e determinação, encontrou uma nova forma de seguir em frente.

17 A VISITA INESPERADA

José vivia numa pequena aldeia no norte de Portugal. Já passava dos 80, e o tempo deixara marcas profundas no seu rosto e no seu corpo. A sua rotina era simples: passava os dias a cuidar da horta, conversava com os vizinhos na mercearia, e, à tarde, sentava-se à porta de casa a observar o movimento, que na verdade, era quase nenhum. As pessoas que ele conhecera ao longo da vida tinham partido, umas para longe, outras para sempre.

José tinha três filhos, mas nenhum deles morava perto. Ao longo dos anos, as visitas tornaram-se mais raras. A vida na cidade, o trabalho, e as suas próprias famílias acabaram por afastá-los da aldeia. Exceto pelo mais novo, Miguel, que não vinha há mais de vinte anos. Tiveram uma discussão acesa quando Miguel decidiu partir para Lisboa sem sequer avisar. José, homem de poucas palavras mas de coração orgulhoso, não o perdoou. Desde então, viveram vidas separadas, com um silêncio que parecia intransponível.

Era um domingo de inverno quando a campainha da porta tocou, algo que raramente acontecia. José, com passos lentos, foi até à porta, e o que viu do outro lado deixou-o sem palavras. Miguel, com os cabelos grisalhos e um ar cansado, estava ali. Por um instante, o tempo pareceu parar. José sentiu-se, de repente, tão jovem quanto na última vez em que vira o filho partir, mas também tão velho, com o peso de duas décadas de silêncio entre eles.

"Posso entrar, pai?" – perguntou Miguel, com uma voz hesitante.

José não respondeu de imediato. Sentia um turbilhão de emoções. A raiva, a dor, a saudade, tudo misturado. Mas, no fundo, havia algo mais forte: a vontade de reparar o que fora quebrado. Com um simples aceno, José abriu a porta e deixou o filho entrar.

Sentaram-se à mesa, em silêncio. A velha chaleira no fogão assobiava suavemente, mas parecia que ninguém sabia o que dizer. Até que, finalmente, Miguel falou.

"Vim pedir desculpa, pai. Esperei demasiado tempo para o fazer. Sei que errei em ter partido daquela forma e por ter deixado tanto tempo passar sem voltar."

José continuava calado, os olhos fixos na mesa. As palavras de Miguel faziam eco no seu coração. E, naquele momento, ele percebeu que não importava mais o que acontecera no passado. A dor que carregara durante tantos anos já não fazia sentido. O que importava era que o seu filho estava ali, finalmente, disposto a reparar o que fora perdido.

"Eu também errei, Miguel," disse José com a voz trémula. "Esperei-te por muitos anos, mas nunca fui capaz de dar o primeiro passo.

O orgulho cegou-me, e não soube ser um bom pai."

O silêncio que se seguiu foi diferente. Não era um silêncio pesado como antes, mas sim um espaço de compreensão, onde as palavras não ditas começavam, aos poucos, a ser curadas. Os dois homens, separados pelo tempo e pelas mágoas, finalmente encontraram um ponto de reconciliação.

Passaram a tarde juntos, conversando sobre o passado, sobre a família, e sobre tudo o que perderam. Mas, mais importante, falaram sobre o futuro, sobre o que ainda poderia ser vivido. Ao cair da noite, Miguel prometeu voltar em breve, e José, desta vez, acreditou.

Ao fechar a porta depois que o filho partiu, José sentiu o coração mais leve do que em muitos anos. A vida tinha-lhe ensinado que o tempo, quando mal aproveitado, deixa cicatrizes profundas. Mas também lhe mostrou que nunca é tarde demais para tentar sarar essas feridas, desde que haja coragem para abrir a porta, tanto no sentido literal como no figurado.

18 A CASA NOVA

Dona Laura, aos 72 anos, não imaginava que a vida lhe reservava grandes mudanças. Vivia há mais de quarenta anos na mesma casa, uma casa simples, mas que guardava todas as suas memórias. Foi lá que criou os seus três filhos, e onde partilhou a vida com o seu marido, até que ele faleceu há dez anos. Desde então, Laura mantinha-se firme, vivendo sozinha, agarrada às suas rotinas e às lembranças.

As paredes da casa estavam cheias de fotografias antigas, cada uma contando uma história. Para Laura, aquela casa era o seu mundo, o seu refúgio. Não importava que as escadas fossem difíceis de subir agora ou que o telhado precisasse de reparos. Ela sentia-se segura ali, entre as suas coisas, cercada pela história da sua vida.

Mas os filhos de Laura, agora adultos e com famílias próprias, preocupavam-se com ela. As visitas à mãe eram frequentes, e as conversas sobre a sua segurança começaram a tornar-se constantes. "Mãe, já não podes viver sozinha numa casa tão grande. E se caíres? E se precisares de ajuda?" – diziam-lhe os filhos, sempre preocupados. Laura, porém, recusava a ideia de sair da sua casa. A simples ideia de se mudar parecia-lhe impossível.

Mas tudo mudou numa manhã de inverno. Depois de uma pequena queda na cozinha, que por sorte não lhe causou grandes danos, Laura começou a refletir. Talvez os filhos tivessem razão. As escadas eram cada vez mais difíceis, e as noites, solitárias. Embora odiasse a ideia de sair, a sua saúde e segurança tinham de ser prioridades. E foi assim que, após muita insistência dos filhos, Laura concordou em mudar-se para um apartamento mais pequeno, num bairro próximo, mas com mais facilidades e segurança.

O dia da mudança foi difícil. Laura observava as caixas a serem embaladas e as paredes da casa a ficarem vazias. Parecia-lhe que cada objeto que saía da casa levava consigo uma parte da sua vida. O que seria dela sem aquela casa, sem aquele espaço que a acolheu durante tantos anos? A caminho do apartamento, Laura sentia-se como uma estranha, a entrar numa nova fase da vida sem saber o que esperar.

O novo apartamento era pequeno, mas acolhedor. Os filhos tinham tratado de tudo para que Laura se sentisse em casa, com algumas das suas coisas mais queridas. Ainda assim, ao entrar, a sensação de vazio tomou conta dela. "Esta não é a minha casa," pensava.

Mas, com o tempo, algo surpreendente aconteceu. Laura, que achava que nunca se adaptaria, começou a apreciar a simplicidade da nova vida. As tarefas do dia a dia tornaram-se mais fáceis, sem escadas para subir e com tudo à mão. Conheceu os vizinhos, que rapidamente se mostraram amáveis, e as visitas dos filhos tornaram-se mais frequentes, já que o apartamento ficava mais perto das suas casas.

Aos poucos, Laura começou a perceber que, embora a mudança tivesse sido difícil, era para melhor. O apartamento, que no início lhe parecia estranho e impessoal, começou a encher-se de novas memórias. As fotografias dos filhos e netos decoravam as paredes, e o aroma do chá que preparava todas as tardes preenchia o ar, dando um toque de familiaridade ao espaço.

Certo dia, ao olhar pela janela, onde o sol brilhava sobre o parque em frente, Laura sorriu para si mesma. A vida tinha-lhe ensinado que as mudanças nem sempre são fáceis, mas às vezes são necessárias. E, embora nunca esquecesse a sua antiga casa e todas as lembranças que lá ficaram, percebia agora que o mais importante eram as pessoas que a acompanhavam. No final das contas, era isso que fazia de qualquer lugar um lar.

19 AS TARDES DE SÁBADO

Dona Emília, com 79 anos, sempre teve um carinho especial pelos seus netos. Desde que nasceram, acompanhou o crescimento de cada um deles, desde as primeiras palavras aos primeiros passos, até ao momento em que se tornaram jovens adultos. Mas, com o passar dos anos, as visitas dos netos foram-se tornando cada vez mais raras. Agora, todos viviam longe, ocupados com a escola, os amigos, os empregos, e a vida que seguiam nas grandes cidades.

As tardes de sábado, que antigamente eram cheias de gargalhadas e correrias pela casa, tinham-se tornado silenciosas. Dona Emília mantinha a casa sempre arrumada, as bolachas caseiras preparadas e o chá pronto, como se esperasse que, a qualquer momento, a porta se abrisse com a chegada dos netos. Mas os sábados passaram a ser preenchidos pelo som da televisão e pelos suspiros saudosos.

Certo dia, a sua neta mais nova, Beatriz, ligou-lhe. "Avó, vamos fazer-lhe uma surpresa," disse Beatriz, num tom de voz cheio de entusiasmo. Dona Emília sorriu ao ouvir a neta, mas não pensou muito naquilo. Surpresa? Ela sabia que os netos estavam ocupados demais para grandes visitas. Contudo, guardou aquele pequeno momento de alegria, sem esperar mais do que a breve conversa.

O sábado seguinte chegou, e, como de costume, Dona Emília preparou o chá e as bolachas, já quase por hábito. Mas, perto da hora do almoço, ouviu o som de passos na entrada. Levantou-se da sua cadeira com alguma dificuldade e, ao abrir a porta, viu os seus três netos, Beatriz, João e Luís, sorrindo para ela. "Surpresa, avó!" disseram em uníssono.

Dona Emília mal podia acreditar. Ficou com os olhos cheios de lágrimas ao ver os seus netos todos juntos, como há muito tempo não via. O coração dela encheu-se de alegria ao vê-los de pé na sua porta, como nos velhos tempos.

"Entram! Entram!" disse, emocionada, enquanto os netos entravam na casa que tantas vezes os acolheu nas férias e fins de semana. A cozinha, que costumava estar tão silenciosa, voltou a ganhar vida com as vozes dos três. João ofereceu-se para fazer o almoço, enquanto Luís foi buscar a velha caixa de fotografias que sempre gostava de revisitar, e Beatriz ajudava a avó com as bolachas.

Durante a refeição, relembraram histórias antigas: as brincadeiras no quintal, as noites a jogar cartas, e as manhãs de domingo, quando Dona Emília preparava o seu famoso pão-de-ló. A cada história contada, Emília sentia-se rejuvenescida, como se os anos não tivessem passado e ela ainda fosse a avó jovem, capaz de acompanhar todas as aventuras dos netos.

Depois do almoço, os netos fizeram-lhe outra surpresa: tinham trazido um tablet. "Avó, isto é para si," disse Beatriz. "Agora podemos falar e fazer videochamadas sempre que quiser. Podemos até jogar alguns jogos juntos."

Dona Emília, inicialmente desconfiada da tecnologia, não sabia muito bem como reagir. Mas, com paciência, os netos explicaram-lhe como usar o tablet, como ligar para eles e como enviar mensagens. A ideia de poder falar com os netos e vê-los, mesmo à distância, era algo que nunca imaginara possível.

Ao fim da tarde, quando os netos se despediram, Dona Emília já não sentia o mesmo vazio de antes. Sabia que as visitas não seriam tão frequentes como desejava, mas a ideia de poder falar com eles, de os ver e até de partilhar alguns momentos, mesmo à distância, fez com que a saudade se tornasse mais leve.

A partir daquele sábado, a casa de Dona Emília voltou a encher-se de vida, não só com as visitas presenciais, mas também com as videochamadas e as mensagens. E, apesar de a tecnologia não substituir os abraços e os beijos, ela descobriu que a ligação com os netos continuava forte, mesmo que o tempo e a distância tentassem afastá-los.

20 A CAIXA DAS MEMÓRIAS

Dona Matilde vivia sozinha numa pequena casa há vários anos, desde que o marido falecera e os filhos tinham seguido as suas vidas na cidade. O tempo passava devagar, e a casa que antes era cheia de vozes e movimento estava agora mergulhada num silêncio sereno, apenas interrompido pelo som da televisão ou pelo leve arranhar das folhas que caíam no jardim.

Num desses dias de outono, enquanto arrumava o sótão — uma tarefa que adiara durante meses —, Matilde deparou-se com uma velha caixa de madeira, escondida num canto. Estava coberta de pó, mas imediatamente reconheceu o objeto. Era a "caixa das memórias", algo que ela e o marido tinham começado a preencher muitos anos atrás, quando ainda eram jovens e cheios de sonhos.

Com um misto de curiosidade e nostalgia, Matilde pegou na caixa e levou-a para a sala. Sentou-se na sua poltrona favorita, junto à janela, e, com as mãos trémulas, abriu a tampa. O aroma de papel antigo e madeira envelhecida preencheu o ar, trazendo de volta uma avalanche de emoções.

Dentro da caixa havia uma coleção de pequenos objetos, cada um deles contando uma parte da história de sua vida. O primeiro item que tirou foi uma fotografia antiga, desbotada pelos anos, de um passeio na praia. Era o dia em que ela e António, o marido, tinham ido pela primeira vez juntos ao mar. Lembrava-se de como o vento soprava forte e de como riram até não poder mais, tentando manter o equilíbrio nas ondas. Naquela época, tudo parecia uma aventura.

Debaixo da fotografia, encontrou um bilhete de cinema, amarelado e quase ilegível. Era do filme que tinham ido ver no seu primeiro encontro. "Casablanca," pensou ela com um sorriso. António adorava cinema, e aquele foi o primeiro de muitos que viram juntos. Matilde não se lembrava muito do filme, mas recordava-se de como se sentiu naquele dia — nervosa, mas feliz, com o coração a bater acelerado cada vez que os seus olhos se cruzavam com os de António.

Ao continuar a explorar a caixa, encontrou uma pequena pulseira de tecido desbotado. Tinha sido feita pelos filhos, quando eram pequenos, durante uma daquelas tardes de verão em que a casa estava cheia de risos e confusão. Cada um dos filhos tinha feito uma pulseira diferente para a mãe, e ela usara aquela durante anos, até que o tecido começara a desfazer-se. Ao segurá-la nas mãos, Matilde sentiu um aperto no peito, lembrando-se de como os filhos eram, naqueles tempos, tão pequenos e cheios de energia.

Entre os objetos, havia também cartas. Cartas que António lhe escrevera durante o seu tempo no estrangeiro, quando teve de trabalhar fora para sustentar a família. Eram cartas cheias de palavras de amor, esperança e saudade. Cada linha estava repleta de promessas de futuro, de sonhos de uma vida melhor para eles e os filhos. Matilde releu algumas delas, com os olhos a brilhar de emoção. António já não estava ali, mas as suas palavras, escritas com tanto carinho, pareciam ecoar na sala, como se ele ainda estivesse ao seu lado.

No fundo da caixa, Matilde encontrou um lenço de seda, o mesmo que usara no dia do seu casamento. Ao tocar no tecido, lembrou-se de como estava nervosa naquele dia, de como o coração parecia que ia saltar-lhe do peito ao caminhar até ao altar. António esperava por ela com um sorriso largo, e, ao ver aquele sorriso, todos os seus medos desapareceram. Estavam prontos para enfrentar a vida juntos, de mãos dadas, como sempre fizeram.

Agora, com a caixa aberta no colo, Matilde sentia-se inundada por uma mistura de saudade e gratidão. Cada objeto naquela caixa representava uma parte da sua vida, momentos de alegria, amor e até de desafios. A caixa das memórias era mais do que uma coleção de objetos; era uma prova viva do tempo que partilhara com António e da vida que construíram juntos.

Fechando a tampa com delicadeza, Matilde decidiu que não iria guardar a caixa no sótão novamente. Colocou-a no seu quarto, ao lado da cama, onde poderia abrir sempre que quisesse revisitar essas memórias. Afinal, enquanto tivesse essas recordações, sabia que António e os momentos que viveram juntos estariam sempre presentes no seu coração.

21 AS RUAS DO PORTO

Dona Teresa tinha 77 anos e, embora agora vivesse numa pacata aldeia nos arredores, era no Porto que o seu coração sempre residira. Todos os dias, enquanto regava as plantas no seu pequeno jardim, o seu pensamento era levado de volta às ruas da cidade onde crescera, nos agitados anos 60. O Porto da sua juventude era vibrante, cheio de vida, e cada esquina parecia guardar uma aventura à espera de acontecer.

Teresa lembrava-se com clareza das tardes passadas na Rua de Santa Catarina, a artéria central da cidade, onde passeava com as amigas. Naquela época, as vitrines das lojas eram verdadeiras obras de arte, e ela e as amigas adoravam parar em frente aos grandes armazéns e sonhar com os vestidos elegantes que viam expostos. Nem sempre podiam comprar, claro, mas o simples ato de imaginar já lhes trazia uma alegria imensa. Às vezes, lá conseguiam juntar umas economias para comprar um pequeno acessório, como um lenço ou uma bijuteria, que usavam com orgulho nos bailes de fim de semana.

Esses bailes eram um dos maiores prazeres da juventude de Teresa. Realizados em clubes ou salões comunitários, os bailes eram o evento social mais aguardado. Todos se vestiam a rigor, e Teresa recordava-se de como passava horas a preparar-se, escolhendo o vestido perfeito e enrolando o cabelo para criar os famosos caracóis dos anos 60. Os rapazes, com os seus fatos impecáveis, aguardavam ansiosos por um convite para dançar, enquanto as raparigas esperavam com sorrisos nervosos. A música de conjuntos locais ou de discos de vinil fazia vibrar o salão, e Teresa ainda podia sentir a excitação de quando ouvia os primeiros acordes de uma canção dos The Beatles ou dos Shadows.

Lembrava-se particularmente de uma noite em que conheceu João, um rapaz tímido, mas com um sorriso que a desarmou por completo. Ele era diferente dos outros, mais reservado, mas os seus olhos transmitiam uma gentileza que a cativou desde o primeiro momento. Dançaram juntos a noite toda, e, depois desse baile, passaram a encontrar-se regularmente. João tornou-se o seu grande amor e, mais tarde, seu marido.

Além dos bailes, as idas ao cinema eram outro grande destaque. Teresa e João costumavam ir ao Cine Rivoli, um dos mais emblemáticos da cidade. Lembrava-se da emoção de assistir a filmes de Hollywood, com grandes estrelas como Audrey Hepburn e Cary Grant. Uma das suas memórias mais queridas era de uma tarde de domingo em que foram ver "My Fair Lady". O cinema estava lotado, mas Teresa mal notava a multidão, tão imersa estava na história e na companhia de João, que segurava a sua mão com delicadeza.

Mas o Porto dos anos 60 não era apenas diversão. Era também uma cidade de grandes mudanças, com novos estilos a emergir e uma juventude que começava a questionar o status quo. Teresa recordava-se de como os cafés da baixa, como o Majestic, eram o ponto de encontro para longas conversas sobre o mundo que mudava. Os jovens discutiam política, cultura, e até as influências da música estrangeira que começava a penetrar nas ondas sonoras portuguesas. Teresa não se envolvia muito nessas discussões, mas gostava de ouvir, fascinada pelas novas ideias que surgiam e pelas perspectivas diferentes que os seus amigos partilhavam.

Os elétricos também eram uma parte importante do Porto da sua juventude. Teresa adorava viajar neles, especialmente o número 22, que passava pelas zonas históricas da cidade. O som característico do elétrico a deslizar pelos trilhos, o tilintar da campainha e a brisa fresca que entrava pelas janelas abertas eram sensações que a faziam sentir-se verdadeiramente ligada à sua cidade. O percurso diário para o trabalho, que muitos considerariam monótono, era, para Teresa, um momento de reflexão e de observação do Porto que tanto amava.

Agora, tantos anos depois, enquanto regava as suas plantas e observava as montanhas ao longe, o coração de Teresa ainda batia ao ritmo do Porto dos anos 60. Sentia saudade das ruas movimentadas, dos encontros nos cafés, dos bailes cheios de esperança e promessas. Mas, mais do que isso, sentia saudade da jovem que fora, cheia de sonhos, com um mundo inteiro à sua frente. No entanto, sabia que, de certa forma, aquela Teresa ainda vivia dentro dela, e que as memórias da cidade que a viu crescer eram o seu maior tesouro.

22 O RIBEIRO

Dona Carolina, aos 84 anos, adorava sentar-se na varanda da sua casa, rodeada pelas flores que cuidava com tanto carinho. Era ali que passava as suas tardes, especialmente durante a primavera, quando o perfume das flores e o som dos pássaros traziam-lhe uma paz profunda. Mas o que mais lhe preenchia o coração nesses momentos não eram apenas as flores ou o canto das aves, eram as lembranças da sua infância, que voltavam a cada brisa suave.

Quando era pequena, Carolina vivia numa pequena aldeia, rodeada por montes verdes e ribeiros de água cristalina. As suas tardes, naqueles tempos, eram passadas a correr pelos campos, descalça, com o vento a soprar-lhe nos cabelos e o riso dos seus amigos ecoando no ar. Lembrava-se vividamente de como o ribeiro, que serpenteava pela aldeia, era o seu refúgio favorito. Ali, ela e os outros miúdos passavam horas a chapinhar na água, a apanhar rãs e a construir pequenos moinhos de pedras e paus.

Havia uma certa liberdade que Carolina sempre associou à sua infância. Os dias pareciam intermináveis, e cada aventura era uma descoberta. Uma das suas memórias mais queridas era de uma tarde de verão em que decidiu, junto com o seu irmão Joaquim, explorar uma gruta que encontraram perto do ribeiro. Para duas crianças, a gruta parecia enorme, cheia de mistérios e segredos. Com uma lanterna velha e o coração cheio de excitação, entraram, imaginando que poderiam encontrar tesouros escondidos. Claro que não encontraram nada além de pedras e musgo, mas, para eles, aquele momento foi inesquecível.

Carolina também se recordava da avó, uma mulher de olhar doce e mãos sempre ocupadas com trabalhos de costura. A avó vivia com a família e, todas as tardes, sentava-se à sombra de uma árvore para contar histórias à pequena Carolina. Histórias de tempos antigos, de fadas e reis, de aventuras e amores. Carolina sentava-se no chão, a cabeça encostada ao colo da avó, absorvendo cada palavra como se fosse um tesouro. Essas histórias alimentaram a sua imaginação e ensinaram-lhe lições que levaria consigo para o resto da vida.

As lembranças de infância de Carolina eram também feitas de cheiros. O cheiro do pão acabado de sair do forno, que a mãe fazia todas as semanas; o aroma das laranjas frescas que apanhavam do quintal; e o perfume das flores silvestres que cresciam por todo o lado. Tudo isso fazia parte do seu mundo, um mundo simples, mas cheio de vida e amor.

Na varanda da sua casa, Dona Carolina sorriu ao recordar-se de um dos dias mais especiais da sua infância. Era dia de festa na aldeia, e toda a gente se juntava na praça para celebrar. Havia música, danças e comida por todo o lado. Mas o que ela mais aguardava era o momento em que poderia dançar com o pai. O pai, um homem de poucas palavras mas de coração generoso, pegou-a pela mão e, naquele momento, Carolina sentiu-se como uma princesa. Dançaram juntos pela noite fora, enquanto as luzes da festa brilhavam no céu e as risadas enchiam o ar. Era uma memória tão viva que, até naquele momento, Carolina quase podia sentir os pés a mover-se ao ritmo da música.

Agora, tantos anos depois, essas memórias eram o seu maior tesouro. Sabia que a vida tinha passado rápido demais, mas também sabia que, dentro do seu coração, essas tardes no ribeiro, as histórias da avó e as danças com o pai nunca a tinham deixado. Eram parte dela, como as flores no seu jardim, que, ano após ano, continuavam a desabrochar, trazendo consigo a promessa de que o passado, por mais distante que parecesse, nunca estava realmente perdido.

23 A CARTA NUNCA ENVIADA

Dona Inês tinha 80 anos e, apesar da vida tranquila que levava agora, o seu coração ainda guardava segredos do passado. Vivia sozinha numa pequena casa, mas sempre rodeada pelos filhos e netos que a visitavam com frequência. Inês era uma mulher sorridente e carinhosa, sempre com histórias para contar, mas havia uma história que nunca partilhava com ninguém.

No fundo de uma gaveta, havia uma caixa de madeira que Inês raramente abria. Lá dentro, entre algumas cartas e fotografias antigas, havia um pequeno envelope amarelado pelo tempo. A carta que nunca enviara.

Aos 22 anos, Inês vivia em Coimbra, onde estudava para ser professora. Era uma época de sonhos e de expectativas, em que o futuro parecia brilhante. Durante um dos bailes universitários, conheceu Miguel, um rapaz mais velho, estudante de engenharia. Ele tinha um ar despreocupado, um sorriso encantador, e um jeito de olhar que a fez sentir-se especial. Dançaram a noite inteira, e, desde então, tornaram-se inseparáveis.

Durante meses, Inês e Miguel passearam juntos pelas margens do Mondego, trocaram confidências e partilharam sonhos. Falavam sobre o futuro, sobre a vida que gostariam de construir, e, lentamente, Inês foi-se apaixonando. Ela acreditava que aquele amor seria para sempre. No entanto, a vida, como tantas vezes acontece, tinha outros planos.

No final do ano letivo, Miguel recebeu uma proposta de trabalho em Angola, numa grande obra de engenharia. Para ele, era a oportunidade de uma vida. Inês, que ainda tinha dois anos de estudos pela frente, ficou dividida entre o amor e o seu futuro. Conversaram longamente sobre o que deveriam fazer. Miguel pediu-lhe que fosse com ele, que largasse tudo para começarem uma vida juntos em África. Mas Inês, com o coração apertado, sabia que não podia abandonar os seus estudos nem a sua família.

Na última semana antes de Miguel partir, os dois viveram dias de angústia e incerteza. Miguel estava decidido a ir, e Inês, apesar do amor que sentia, não conseguia dar o passo para o acompanhar. Na véspera da partida, Miguel prometeu que escreveria, e que, quando as coisas estivessem mais estáveis, voltaria para a buscar. Inês despediu-se dele na estação de comboios, com lágrimas nos olhos e uma dor profunda no peito. Viu o comboio afastar-se, levando consigo o seu primeiro amor.

As semanas passaram, e as cartas de Miguel começaram a chegar. No início, escrevia-lhe com frequência, contando-lhe sobre a vida em Angola e sobre o trabalho que o mantinha ocupado. Inês respondia, tentando manter a chama acesa à distância. Mas, com o passar do tempo, as cartas tornaram-se menos frequentes, e as palavras de Miguel mais distantes. Até que um dia, simplesmente, deixaram de chegar.

Inês esperou. Durante meses, olhava ansiosamente para a caixa do correio, mas a resposta nunca veio. A realidade foi-se impondo: Miguel não voltaria, e o amor que tinham partilhado ficaria apenas nas suas lembranças. Tentando seguir em frente, Inês terminou os estudos, tornou-se professora e, mais tarde, casou-se com um homem bondoso, com quem teve uma vida feliz e filhos amorosos.

No entanto, a dor daquele amor inacabado nunca desapareceu completamente. Naquela altura, quando as cartas de Miguel pararam de chegar, Inês escreveu uma última carta para ele, uma carta que nunca teve coragem de enviar. Nela, confessava o quanto ainda o amava e como esperara por ele todos aqueles meses. Era uma carta cheia de saudade, de desilusão e de esperança que, de alguma forma, ainda pudessem reencontrar-se. Mas a carta ficou guardada, nunca enviada.

Agora, tantos anos depois, Inês pegava no envelope com a carta não enviada e sorria melancolicamente. Sabia que nunca iria abri-lo novamente, nem enviar aquelas palavras que outrora lhe pareciam tão urgentes. A vida tinha seguido o seu curso, e, embora Miguel não fizesse mais parte dela, as memórias daqueles dias em Coimbra, do amor que partilharam e das cartas trocadas, eram ainda um tesouro guardado no seu coração.

Fechando a gaveta com cuidado, Inês olhou pela janela. A tarde estava calma, e o sol dourava o quintal à sua frente. Era um novo dia, e, embora o passado ainda tivesse o seu lugar, Inês sabia que o presente, com os filhos, os netos e a sua vida simples, era o que realmente importava agora.

24 AS TARDES NO JARDIM

Dona Anabela tinha 76 anos e, depois de uma vida inteira a viver na cidade, mudara-se para uma pequena vila nos arredores, onde as coisas se moviam a um ritmo mais lento. A mudança foi difícil, mas ela sabia que era o melhor para a sua saúde e tranquilidade. A casa era mais pequena, mas tinha algo que a cidade não lhe podia dar: um jardim com flores, árvores e um pequeno banco de madeira onde passava as suas tardes.

Ao longo do tempo, Anabela foi-se habituando à nova rotina. As manhãs eram dedicadas às pequenas tarefas da casa, e as tardes ao jardim, onde sentava-se com um livro ou simplesmente para observar o movimento dos pássaros e o balançar das árvores. Era um lugar de paz, mas também de solidão. Sentia falta das conversas, das visitas frequentes dos vizinhos e dos amigos de longa data que ficaram na cidade.

Certo dia, enquanto estava sentada no banco a observar o entardecer, ouviu uma voz familiar. "Boa tarde, Dona Anabela!" Era Manuel, o vizinho da casa ao lado, um homem de 80 anos, que também vivia sozinho desde que a mulher falecera anos antes. Manuel vinha dar o seu habitual passeio pela vila, e, de vez em quando, parava para conversar com Anabela. As suas conversas eram curtas, educadas, mas nunca se prolongavam.

Naquele dia, no entanto, Manuel parecia mais disposto a ficar. Sentou-se no banco ao lado de Anabela, e, durante alguns minutos, ficaram em silêncio, apenas ouvindo o som dos pássaros. De repente, Manuel disse: "Sabe, às vezes este silêncio faz-me pensar em todas as coisas que já vivi. Acho que, quanto mais velhos ficamos, mais nos apegamos às memórias."

Anabela sorriu. Ela compreendia bem o que Manuel queria dizer. "Sim, as memórias tornam-se companheiras, não é? Passamos tanto tempo a lembrar-nos do que já aconteceu… às vezes até me esqueço de olhar para o que está à minha frente."

Manuel riu suavemente. "Pois, é verdade. Mas a vida tem uma forma engraçada de nos surpreender. Mesmo aqui, nestas tardes tão tranquilas, acabo por me sentir grato por ainda estar a ver este jardim, por ainda poder conversar consigo."

Com o passar das semanas, as visitas de Manuel tornaram-se mais frequentes. Já não era apenas um passeio ocasional pelo bairro, mas uma verdadeira amizade que florescia ali, no banco do jardim. Os dois partilhavam histórias das suas vidas, desde a juventude até aos dias em que ambos tiveram que dizer adeus aos seus amores. Falavam dos filhos, dos netos, das viagens que fizeram e dos sonhos que, com o tempo, foram ficando pelo caminho.

Certa vez, Manuel trouxe uma velha fotografia de quando era jovem, vestido com um fato elegante, a dançar num baile da vila. Anabela riu ao vê-lo. "Quem diria que eras um pé de dança, Manuel!"

"Ah, eram outros tempos," respondeu ele, com um brilho nos olhos. "E você, Anabela? Aposto que também dava um bom pezinho de dança."

Ela suspirou com um sorriso nostálgico. "Faz tanto tempo que nem sei se ainda me lembro como se dança."

E foi assim que, numa tarde inesperada, os dois se levantaram do banco e, ao som imaginário de uma melodia antiga, dançaram pelo jardim. Os passos eram lentos, os movimentos hesitantes, mas a alegria que sentiam era genuína. Riam como crianças, sentindo-se de novo vivos, como se o peso dos anos tivesse desaparecido por um breve momento.

Depois daquele dia, o jardim já não era apenas um lugar de reflexão e silêncio.

Tornou-se um espaço de partilha, de companhia, onde Anabela e Manuel, mesmo nos seus anos dourados, encontraram uma nova razão para esperar com alegria pelas tardes que passavam juntos. A amizade que ali floresceu tornou-se um consolo, uma recordação de que, não importa a idade, há sempre espaço para novas conexões e para o brilho que a vida nos traz.

25 O ÚLTIMO PASSEIO DE BICICLETA

João tinha 82 anos e, desde que se reformara, as suas manhãs tinham-se tornado mais tranquilas. Agora vivia numa pequena aldeia, onde as ruas eram quase sempre vazias e o tempo parecia fluir de maneira diferente. A sua casa ficava numa encosta com uma vista deslumbrante para o vale, mas João passava a maior parte do tempo dentro de casa, à janela, a observar a paisagem. A bicicleta que ele usara durante toda a vida estava encostada num canto da garagem, coberta de pó e ferrugem.

João adorava andar de bicicleta quando era mais jovem. Crescera a pedalar pelas ruas da cidade onde morava, percorrendo distâncias longas, sentindo o vento no rosto e a liberdade que a bicicleta lhe proporcionava. Nos tempos em que ainda trabalhava, a bicicleta era o seu meio de transporte preferido. Mesmo quando as coisas na vida ficavam difíceis, como durante os anos de trabalho árduo ou quando perdeu a esposa, era a bicicleta que lhe dava algum conforto.

Mas, com o passar dos anos, as forças começaram a faltar-lhe e o corpo já não lhe respondia como antes. João foi deixando de usar a bicicleta, até que, um dia, deixou-a completamente de lado. "Já estou velho para essas coisas," pensava. E assim a bicicleta ficou esquecida, acumulando poeira e memórias.

Certo dia, o neto mais novo de João, André, foi visitá-lo. André era um rapaz de 12 anos, cheio de energia e entusiasmo. "Avô, porque é que tens uma bicicleta na garagem? Está toda velha, mas deve ter sido bem fixe andar nela!" disse o rapaz, com os olhos a brilhar de curiosidade.

João sorriu. "Essa bicicleta já me levou a muitos sítios, rapaz. Mas agora já não sou capaz de montar nela como antes."

André, porém, insistiu. "E se a arranjássemos, avô? Podíamos dar um passeio. Tu podias ensinar-me a andar como tu andavas."

A ideia, que a princípio pareceu absurda a João, começou a mexer com ele. Passara tantos anos a olhar para a bicicleta, como um símbolo de um tempo que já não voltaria. Mas, ao ver o entusiasmo do neto, algo dentro dele despertou. Talvez, só desta vez, pudesse tentar novamente.

Com a ajuda de André, passaram aquela tarde a limpar e a arranjar a velha bicicleta. Trocaram os pneus, apertaram os parafusos, e lubrificaram a corrente. Quando finalmente ficou pronta, a bicicleta reluzia ao sol, como se estivesse à espera de um último passeio.

No dia seguinte, João levantou-se mais cedo do que o habitual. A manhã estava fresca, e a aldeia ainda dormia. Com alguma hesitação, aproximou-se da bicicleta. André já estava à sua espera, com um capacete e um sorriso de orelha a orelha. "Vamos lá, avô! Só um passeio pequeno."

João subiu para a bicicleta com cuidado. Sentiu-se desajeitado, como se os anos de experiência tivessem desaparecido. Mas, aos poucos, as mãos habituaram-se de novo ao guiador, e os pés, com alguma dificuldade, encontraram os pedais. Com um ligeiro empurrão de André, começou a pedalar lentamente pela rua.

Ao início, João teve receio. As pernas estavam fracas, o equilíbrio instável. Mas, à medida que avançava, algo mudou. Sentiu o vento no rosto, o coração a acelerar, e por um momento, foi como se os anos tivessem voltado atrás. As memórias das longas viagens de bicicleta inundaram-no, e a alegria que sentia em cada pedalada voltou a emergir.

André pedalava ao lado dele, rindo e incentivando-o. "Consegues, avô! Estás a andar como um campeão!"

O pequeno passeio pela aldeia tornou-se uma aventura para os dois. João redescobriu a sensação de liberdade que a bicicleta lhe proporcionava, e André, com os olhos brilhantes de admiração, percebeu que o avô era muito mais do que um homem velho e cansado. Quando finalmente pararam, já de regresso a casa, João estava exausto, mas com um sorriso no rosto que não mostrava há muito tempo.

"Sabes, André, não pensei que fosse conseguir," disse João, com a voz cansada mas satisfeita. "Mas obrigado por me lembrares de como era bom pedalar."

A partir daquele dia, a bicicleta deixou de estar encostada no canto da garagem. Todos os fins de semana, André e João davam pequenos passeios pela aldeia. Não eram viagens longas como antigamente, mas, para João, cada pedalada era uma lembrança de que, mesmo nos anos avançados, ainda era possível sentir a liberdade e a alegria de um tempo passado.

26 OS PASSOS DA FÉ

António, aos 73 anos, sempre foi um homem de fé. A sua vida não fora fácil — perdera a esposa cedo, criara os dois filhos sozinho e passara por momentos de grande dificuldade. Mesmo assim, nunca se afastara da sua crença de que Deus o guiava e o protegia. Todos os anos, assistia pela televisão às peregrinações a Fátima, emocionado ao ver os milhares de peregrinos que, com devoção, caminhavam longas distâncias para agradecer ou pedir por graças. Durante anos, António dissera a si mesmo que um dia faria essa peregrinação a pé, como tantos outros, mas a vida foi adiando esse desejo.

Agora, reformado e com a saúde mais frágil, a ideia parecia-lhe mais distante do que nunca. Contudo, após uma conversa com o filho mais velho, que lhe falou sobre um grupo de peregrinos que partiriam da sua aldeia, António sentiu renascer o desejo antigo. "Pai, não é fácil, mas eu vou contigo," disse o filho, percebendo o brilho nos olhos do pai ao mencionar a peregrinação.

A decisão foi tomada. Contra os conselhos dos amigos, que o chamavam de "louco" por se atrever a caminhar tantos quilómetros àquela idade, António começou a preparar-se. Comprou sapatos confortáveis, uma mochila leve e começou a fazer pequenas caminhadas na aldeia para se habituar ao esforço. O corpo já não era o mesmo de antes, mas o espírito estava mais forte do que nunca. Sentia que esta era a sua oportunidade — e estava decidido a aproveitar.

O dia da partida chegou, e António, ao lado do filho e de um grupo de peregrinos, começou a caminhada. A aldeia ficou para trás, e à medida que os quilómetros avançavam, António sentia a mistura de cansaço e emoção. Caminhar para Fátima não era apenas um desafio físico, era uma jornada espiritual. Cada passo que dava era um agradecimento silencioso pela vida que tivera, pelas pessoas que amara e pelas bênçãos que, mesmo em momentos difíceis, sempre sentira.

As primeiras horas de caminhada foram tranquilas, com o grupo a conversar, rir e partilhar histórias. António sentia o peso da mochila e o desconforto nos pés, mas a determinação superava qualquer dor. O filho, sempre ao seu lado, assegurava-se de que o pai bebia água e fazia pequenas pausas. "Estás bem, pai?" perguntava de vez em quando, e António respondia sempre com um aceno firme de cabeça.

Com o passar dos dias, a caminhada tornou-se mais exigente. O corpo começava a dar sinais de fadiga, e António percebia que cada passo era um teste de resistência. Durante as noites, o cansaço tornava difícil o sono, mas a fé mantinha-o firme. Ao olhar para os outros peregrinos, muitos mais jovens do que ele, António sentia uma profunda admiração. Cada um tinha o seu motivo para estar ali — uns por promessas, outros por agradecimentos —, mas todos caminhavam com o mesmo propósito: chegar a Fátima.

No quinto dia, as pernas de António estavam pesadas, e os pés começavam a doer de forma intensa. Pensou em desistir, mas o filho, percebendo a sua dificuldade, colocou-lhe a mão no ombro e disse: "Estamos quase lá, pai. Não faltam muitos quilómetros. Vamos conseguir."

A reta final da peregrinação foi a mais emocionante. Quando avistaram o Santuário de Fátima ao longe, António sentiu as lágrimas a correrem-lhe pelo rosto. Os pés doíam-lhe, as pernas mal o sustentavam, mas o coração batia com uma força renovada. Sabia que aquele era o momento pelo qual esperara a vida toda.

Ao chegar à praça do Santuário, ajoelhou-se, agradecendo em silêncio por ter chegado até ali. O cansaço desapareceu por um instante, substituído por uma paz que nunca tinha sentido antes. Ao seu lado, o filho também se ajoelhou, e juntos partilharam aquele momento de fé e emoção.

António permaneceu em Fátima por algumas horas, caminhando devagar pelo recinto, sentindo cada pedra sob os seus pés como uma lembrança da jornada que acabara de concluir. Sabia que a sua vida estava mais perto do fim do que do início, mas sentia-se completo. A peregrinação que tanto adiara tinha finalmente acontecido, e o seu espírito estava em paz.

Quando regressou à aldeia, os amigos receberam-no com abraços e sorrisos. "Conseguiste, António!" diziam eles, admirados pela sua perseverança. E ele, com um sorriso tranquilo, apenas respondia: "Não fui eu. Foi a fé que me trouxe até lá."

27 AS PRIMEIRAS BRAÇADAS

Dona Rosa tinha 75 anos e, durante toda a sua vida, viveu com um medo profundo da água. Nunca aprendeu a nadar. Crescera numa pequena aldeia onde a única água em que mergulhava as mãos era a do tanque da horta ou a da chuva que caía durante as tempestades de inverno. O rio, que corria perto da aldeia, sempre a fascinou, mas também a intimidou. "A água pode ser traiçoeira", dizia-lhe a sua mãe, e Rosa cresceu acreditando nisso.

Os anos passaram, e o medo de nadar tornou-se parte de quem ela era. Quando os filhos eram pequenos, evitava as idas à praia e ficava sempre à margem das piscinas. Mesmo nos dias mais quentes, recusava-se a entrar na água. As desculpas iam mudando ao longo dos anos: "A água está fria demais", "Não trouxe fato de banho", ou, simplesmente, "Prefiro ver-vos daqui". Ninguém insistia. Aceitavam que a mãe não gostava de nadar.

Mas, agora, reformada e com os netos a correr à sua volta, algo começou a mudar dentro de Rosa. Passava os dias a ver os netos a nadar e a brincar nas piscinas durante o verão, enquanto ela permanecia sentada à sombra, observando de longe. Sentia-se cada vez mais desconfortável por não conseguir partilhar esses momentos com eles. O medo continuava lá, mas também havia um desejo crescente de mudar.

Certo dia, durante um almoço de família, o seu neto mais velho, Tomás, disse algo que a marcou: "Avó, porque é que nunca nadas connosco? É tão divertido!" A pergunta, tão inocente, ficou na sua cabeça. Rosa nunca soubera como explicar o medo que a paralisava perto da água. Naquela noite, deitada na cama, decidiu que queria mudar.

Estava na hora de enfrentar o medo que a acompanhava há tantos anos.

Na semana seguinte, falou com a filha. "Quero aprender a nadar. Acho que é tempo." A filha, surpresa, sorriu e disse que a levaria à piscina local. Rosa sabia que não seria fácil, mas estava decidida. Não era apenas sobre aprender a nadar; era sobre superar algo que a tinha limitado durante toda a sua vida.

A primeira ida à piscina foi um verdadeiro desafio. Rosa mal conseguia colocar os pés na água sem sentir o coração acelerar. A instrutora, uma mulher simpática e paciente, percebeu o nervosismo de Rosa e começou devagar. Nos primeiros dias, tudo o que fizeram foi caminhar na água, com Rosa agarrada firmemente à borda da piscina. As crianças e os outros nadadores moviam-se com facilidade ao seu redor, mas Rosa sentia-se vulnerável.

"Vai com calma, Rosa. Vamos dar um passo de cada vez", dizia a instrutora.

E assim foi. Passo a passo, Rosa começou a sentir-se mais à vontade. Ao longo das semanas, foi deixando de se agarrar tanto à borda da piscina e começou a molhar-se mais, a flutuar com a ajuda de uma prancha e a bater os pés suavemente na água. Cada pequeno progresso era uma vitória.

O ponto de viragem aconteceu numa manhã tranquila, quando, pela primeira vez, Rosa se afastou da borda e, com a prancha à frente, deslizou suavemente pela piscina. Sentiu a água a sustentá-la, e o medo, que sempre a tinha acompanhado, pareceu desaparecer por um momento. O coração ainda batia rápido, mas, em vez de pânico, sentiu uma enorme satisfação.

Nas semanas que se seguiram, Dona Rosa continuou a melhorar. Já não precisava da prancha e, embora as suas braçadas fossem lentas e hesitantes, conseguia atravessar a piscina sozinha. A primeira vez que nadou uma distância completa, os netos estavam lá para a ver. Ao sair da água, Rosa ouviu os aplausos deles e, naquele momento, percebeu o quão longe tinha chegado. Não era apenas uma questão de aprender a nadar; tinha enfrentado e vencido um medo que a acompanhara durante toda a vida.

Agora, as tardes de verão com os netos eram diferentes. Dona Rosa já não ficava sentada à sombra. Entrava na piscina com eles, ria, brincava e, acima de tudo, sentia-se livre. A água, que um dia fora fonte de tanto medo, tinha-se tornado o cenário de uma das suas maiores conquistas.

28 O BILHETE DA SORTE

Rui tinha 68 anos e, como muitos outros, jogava no Euromilhões todas as semanas. Não era por acreditar que um dia iria realmente ganhar, mas sim por aquela faísca de esperança que acendia o coração de tantos jogadores. Jogava sempre os mesmos números, escolhidos há mais de uma década: as datas de nascimento dos filhos e da falecida esposa, Luísa. Era um ritual simples, mas que lhe trazia uma sensação de ligação com as pessoas mais importantes da sua vida.

Vivendo numa pequena vila, Rui levava uma vida tranquila e modesta. A reforma não lhe trazia luxos, mas permitia-lhe viver confortavelmente. Aos sábados, comprava o jornal e o bilhete do Euromilhões, tomando um café no mesmo café onde ia desde jovem. Ali, trocava dois dedos de conversa com os amigos, que, como ele, jogavam na esperança de que um dia a sorte lhes sorrisse.

Mas o bilhete daquela semana seria diferente.

Na sexta-feira à noite, Rui estava sentado na sua poltrona, a televisão ligada no sorteio do Euromilhões. Nem sempre assistia ao sorteio, mas naquele dia, por acaso, decidiu ver. Quando começaram a sair os números, Rui olhou para o seu bilhete, mais por curiosidade do que por expectativa. O primeiro número coincidiu. "É sempre assim," pensou ele. "Começa bem, mas depois nunca acerta nos outros."

No entanto, o segundo número também coincidiu. Rui endireitou-se na cadeira, com o coração a bater um pouco mais rápido. O terceiro número… também era igual. A respiração começou a ficar pesada. O quarto número saiu e era o mesmo que estava no seu bilhete. "Isto não pode ser real," sussurrou para si mesmo.

O quinto número coincidiu, e Rui já quase não conseguia respirar. Só faltavam as estrelas. Quando a primeira estrela foi anunciada, Rui sentiu-se tonto: também estava no bilhete. Por fim, saiu a segunda estrela. Era o número que ele jogava todas as semanas. O silêncio na sala foi absoluto por alguns segundos, até Rui finalmente perceber o que acabara de acontecer.

Tinha acabado de ganhar o Euromilhões.

As mãos tremiam enquanto olhava incrédulo para o bilhete. A realidade parecia-lhe distante, como se estivesse a viver dentro de um sonho. Levantou-se lentamente e caminhou até à cozinha, onde bebeu um copo de água, tentando acalmar-se. O que fazia a seguir? Não sabia. Sentia-se atordoado.

Nos dias seguintes, Rui fez tudo de maneira discreta. Verificou os números várias vezes, consultou o site oficial, e, quando teve a certeza absoluta de que era o vencedor, dirigiu-se ao banco para tratar dos procedimentos. O prémio? Eram milhões.

Uma quantia que nunca imaginara ver na sua conta.

Os dias seguintes foram um turbilhão. As notícias começaram a espalhar-se pela vila. Embora Rui sempre tivesse sido reservado, não conseguiu evitar que os amigos mais próximos descobrissem. "O Rui ganhou o Euromilhões!" ouvia-se em murmúrios no café. "O que será que vai fazer com o dinheiro?"

Mas, surpreendentemente, a vida de Rui não mudou drasticamente. Ele continuou a tomar o seu café de manhã no mesmo sítio, a passear pela vila e a conversar com os vizinhos. Comprou algumas coisas para melhorar o conforto da casa, ajudou os filhos com algumas dívidas e fez doações generosas a várias instituições de caridade, algo que sempre quisera fazer.

No entanto, houve uma coisa que Rui fez e que ninguém esperava: comprou uma pequena casa de campo à beira-mar. Tinha sido o sonho dele e de Luísa durante anos, mas nunca conseguiram concretizá-lo.

Agora, com a vitória no Euromilhões, Rui sentiu que finalmente podia realizar esse desejo. A casa era simples, mas tinha uma vista deslumbrante sobre o oceano. Era o lugar perfeito para descansar e recordar os momentos felizes que vivera com a sua esposa.

Rui passava as tardes na varanda, olhando para o mar, sentindo-se grato não pelo dinheiro, mas pela oportunidade de viver os últimos anos de vida em paz, com a certeza de que tinha feito tudo o que podia pelos seus entes queridos e pela comunidade.

O Euromilhões tinha-lhe dado muito mais do que dinheiro. Tinha-lhe dado uma nova forma de apreciar a vida e, acima de tudo, a possibilidade de realizar sonhos antigos, sem perder de vista aquilo que realmente importava: as pequenas coisas que traziam felicidade todos os dias.

29 O REENCONTRO INESPERADO

Maria tinha 72 anos e, como muitas pessoas da sua idade, passava os dias entre as rotinas simples da vida. Os filhos já estavam crescidos, com as suas próprias famílias, e os netos só apareciam de vez em quando, nas visitas habituais de fim de semana. A vida de Maria era tranquila, mas, às vezes, a solidão instalava-se, especialmente ao cair da noite, quando a casa ficava silenciosa.

Numa dessas noites, enquanto organizava algumas caixas antigas no sótão, Maria deparou-se com uma velha caixa de cartas, já esquecida no fundo de um baú. Abriu a tampa com cuidado e viu os envelopes envelhecidos e desbotados pelo tempo. Eram cartas de António, o seu primeiro amor. Tinham-se conhecido quando eram ainda adolescentes, no verão em que Maria tinha 16 anos e António 18.

António era o rapaz mais bonito da aldeia, com um sorriso que fazia o coração de Maria bater mais rápido. Aquele verão foi inesquecível. Passeavam à beira do rio, riam-se das piadas um do outro e, nas festas da aldeia, dançavam até tarde. Maria sentia-se como se o mundo se resumisse àqueles momentos com António. Era o seu primeiro amor, o amor inocente e puro de dois jovens que acreditavam que estariam juntos para sempre.

Mas a vida, como tantas vezes acontece, seguiu o seu curso. António teve de partir para Lisboa, onde tinha encontrado trabalho, e Maria ficou na aldeia com a família. Durante algum tempo, trocaram cartas cheias de promessas de amor e planos para o futuro. Porém, com o passar dos meses, as cartas tornaram-se mais espaçadas, até que um dia simplesmente pararam. António não voltou, e Maria seguiu a sua vida, casando-se alguns anos depois com um bom homem, criando uma família, e deixando aquele amor de juventude no passado.

Mas agora, tantas décadas depois, ao segurar aquelas cartas, Maria sentiu uma onda de nostalgia. Decidiu sentar-se e ler algumas delas, transportando-se para um tempo que lhe parecia tão distante, mas ao mesmo tempo tão próximo no coração. Sorriu ao lembrar-se dos momentos felizes que vivera com António e, apesar da dor que sentira quando ele partiu, guardava carinho por essas memórias.

Na semana seguinte, por coincidência ou talvez destino, Maria foi a um jantar de confraternização da escola, onde vários antigos amigos e colegas de infância estavam presentes. Não era muito dada a eventos sociais, mas os filhos insistiram que ela fosse, dizendo-lhe que seria bom rever velhos conhecidos.

Ao chegar ao jantar, Maria sentiu-se um pouco deslocada. Conversava com alguns conhecidos de outros tempos, trocando sorrisos e recordações. E foi então, no meio da multidão, que o viu. António estava lá, com o cabelo agora grisalho e o rosto marcado pelo tempo, mas com o mesmo sorriso que Maria se lembrava. O coração de Maria deu um salto. Não o via há mais de 50 anos.

António também a reconheceu. Caminhou até ela, os olhos brilhando com uma mistura de surpresa e alegria. "Maria… é mesmo tu?" disse ele, com uma voz que, embora mais envelhecida, ainda tinha o mesmo tom caloroso que ela conhecia.

Maria sentiu-se de novo aquela jovem de 16 anos, mas também com o peso de toda uma vida vivida. "António… há tanto tempo…" respondeu, sem saber exatamente o que dizer. O que se diz a um amor do passado que ficou perdido no tempo?

Sentaram-se a conversar, relembrando os velhos tempos, partilhando o que a vida lhes tinha trazido desde a última vez que se viram. António nunca se casara. Tinha vivido em Lisboa, depois fora trabalhar para o estrangeiro, e, embora tivesse tido outros relacionamentos, disse a Maria, com uma honestidade simples, que nunca conhecera outro amor como o dela.

Maria, por outro lado, contou-lhe sobre o seu casamento, os filhos e a vida tranquila que construíra. Apesar de terem seguido caminhos tão diferentes, ambos sentiram que o laço que existira entre eles ainda estava ali, intacto, apenas adormecido durante todos aqueles anos.

Depois daquele jantar, começaram a encontrar-se mais vezes. Eram agora duas pessoas diferentes, moldadas pela vida, mas redescobriram uma conexão que nunca desaparecera. Passeavam juntos como antigamente, conversavam sobre os sonhos que tiveram e sobre as vidas que viveram. Não era o amor adolescente de outrora, mas um amor maduro, construído sobre memórias e uma nova apreciação pela vida.

Maria nunca imaginara que o seu primeiro amor pudesse voltar, muito menos na fase final da sua vida. Mas, naquele reencontro inesperado, percebeu que o tempo pode separar as pessoas, mas nunca apaga completamente o que se viveu.

30 AS TARDES NO CAFÉ CENTRAL

O senhor António tinha 78 anos e, embora a vida já o tivesse levado por muitos caminhos, o seu lugar favorito continuava a ser o Café Central, no coração da vila onde crescera. Para ele, o café não era apenas um sítio para beber um café ou ler o jornal. Era o ponto de encontro com as memórias, as conversas antigas e os rostos que lhe eram familiares há décadas.

Desde que se reformara, há mais de quinze anos, António mantinha a rotina de ir ao Café Central todas as tardes. Chegava sempre à mesma hora, pelas três, e ocupava a sua mesa de sempre, junto à janela, onde podia ver o movimento das ruas da vila. Ali, com um bica curta e um jornal dobrado sobre a mesa, observava o mundo a passar, sentindo-se uma parte essencial daquela pequena comunidade.

O café era como um segundo lar para António. Conhecia o dono, o Manel, há mais de 40 anos, e, ao longo dos anos, vira empregados irem e virem, mas o espírito do Café Central nunca mudara. Era um lugar onde o tempo parecia andar mais devagar, onde as conversas fluíam sem pressa e onde os clientes habituais se tratavam pelo nome.

Para António, o café era mais do que uma simples paragem no dia. Era o sítio onde se encontrava com os amigos de longa data. Todas as tardes, o Zé, o Joaquim e o Aníbal, companheiros inseparáveis de tantas histórias, juntavam-se à volta da mesa. As conversas eram sempre as mesmas, mas isso não lhes tirava a graça. Falavam de política, futebol e, claro, das glórias do passado, como se as mesmas histórias ganhassem novos significados a cada repetição.

"O Porto está cada vez pior," resmungava o Joaquim, enquanto António abanava a cabeça. "Mas já viste os miúdos de hoje?

Não jogam nada como nós jogávamos," respondia António, recordando os tempos em que jogavam futebol nas ruas empedradas da vila.

No Café Central, as tardes eram uma viagem ao passado, mas também um momento de partilha do presente. As pessoas da vila passavam por ali, e sempre havia alguém para cumprimentar, trocar uma piada ou simplesmente sentar-se por alguns minutos e fazer companhia. António gostava disso, daquela sensação de fazer parte de algo maior do que ele próprio. Mesmo quando as conversas paravam, o simples facto de estar ali, rodeado de caras conhecidas, bastava-lhe.

Havia também os momentos em que António ficava sozinho na sua mesa, depois de os amigos se irem embora. Nesses momentos, deixava o jornal de lado e olhava pela janela, perdendo-se nas suas memórias. Via-se a si próprio, em tempos mais jovens, a caminhar pelas mesmas ruas, a entrar no café com os filhos pequenos, ou a sentar-se ali com a esposa, Maria, que tanto amara. Maria tinha partido há muitos anos, mas no Café Central, onde tantas vezes estiveram juntos, António sentia-a ainda por perto.

Às vezes, jovens da vila vinham ter com ele para pedir conselhos ou simplesmente para ouvir as suas histórias. António gostava disso. Sentia-se útil, sentia que, apesar da idade, ainda tinha algo a oferecer. "Senhor António, e como é que era o café nos seus tempos de juventude?" perguntavam, ao que ele respondia com um sorriso: "Ah, o café era igual, meus filhos. Nós é que éramos diferentes."

As tardes no café tornaram-se uma espécie de ritual sagrado. Houvesse sol ou chuva, António nunca falhava. Mesmo quando a saúde começou a pregar-lhe partidas, quando as pernas já não obedeciam como antes e o caminho até ao café se tornou mais difícil, ele continuava a aparecer, apoiado na sua bengala. O Manel, o dono do café, sempre lhe guardava o lugar, mesmo nos dias em que o café estava cheio. "O António é parte da mobília," dizia com uma gargalhada.

António sabia que o Café Central era mais do que um simples ponto de paragem na sua rotina. Era o elo que o ligava ao passado, à comunidade e a ele mesmo. Cada xícara de café, cada conversa fiada com os amigos, cada olhar pela janela era um lembrete de que, mesmo nos dias mais silenciosos, a vida continuava a ter os seus pequenos prazeres. E, no fundo, António sabia que, enquanto pudesse sentar-se naquela mesa, no seu café, tudo estaria bem.

31 A AJUDA QUE VEIO DA PORTA AO LADO

Dona Júlia tinha 81 anos e vivia sozinha na mesma casa onde criara os seus filhos. A vida no bairro, outrora cheia de vida e de risos de crianças, tornara-se mais tranquila. Os filhos estavam todos a viver longe, com as suas próprias famílias, e as visitas tornaram-se esporádicas. Para Dona Júlia, a solidão era algo a que se fora habituando, embora lhe pesasse nos momentos em que mais precisava de companhia.

A vida diária estava a tornar-se mais difícil. A idade já não permitia que fizesse as coisas com a mesma facilidade de antigamente. As escadas que subia sem esforço agora pareciam uma montanha, e as pequenas tarefas domésticas tornaram-se demoradas e cansativas. Mesmo ir à mercearia local era um desafio. Com o tempo, Dona Júlia começou a passar cada vez mais tempo sentada junto à janela, observando o movimento da rua e os poucos rostos conhecidos que passavam.

Apesar da solidão, Júlia orgulhava-se da sua independência. Sempre fora uma mulher forte e determinada, e a ideia de pedir ajuda a alguém nunca lhe pareceu natural. Mesmo quando a saúde começou a pregar-lhe partidas, mantinha o silêncio, acreditando que não queria ser um fardo para ninguém. Porém, tudo mudou numa manhã de inverno.

Nessa manhã, ao descer as escadas para ir buscar o correio, Dona Júlia escorregou e caiu. Ficou estendida no chão, sem conseguir levantar-se. A dor no tornozelo era intensa, e, por mais que tentasse mover-se, o corpo não lhe obedecia. O pânico começou a instalar-se. E se ficasse ali sozinha durante horas, ou mesmo dias, sem que ninguém desse conta?

Mas o destino tinha outros planos. Isabel, a vizinha da porta ao lado, estava a sair de casa para levar os filhos à escola quando ouviu o barulho da queda. "Dona Júlia?" chamou ela, ao ver a porta de casa entreaberta e sentir que algo estava errado. Quando não obteve resposta, Isabel entrou e viu a vizinha no chão. "Oh, minha querida, o que aconteceu?" perguntou, ajoelhando-se ao lado de Júlia.

Isabel, uma mulher de 40 anos, pegou no telefone de imediato e chamou uma ambulância. Enquanto esperavam, Isabel segurou a mão de Júlia, tranquilizando-a. "Vai ficar tudo bem. Não se preocupe, estamos aqui."

A ambulância chegou rapidamente, e Dona Júlia foi levada ao hospital. Tinha fraturado o tornozelo e precisava de ficar alguns dias internada. Enquanto estava no hospital, os médicos avisaram-na de que precisaria de repouso e cuidados durante algum tempo. Mas, ao regressar a casa, sentiu-se preocupada. Como iria gerir tudo sozinha?

Foi então que Isabel apareceu à sua porta, com um sorriso caloroso. "Dona Júlia, não se preocupe. Enquanto estiver a recuperar, nós tratamos de tudo. Já falei com os outros vizinhos, e vamos organizar-nos para a ajudar." Júlia, surpresa, não sabia o que dizer. "Não quero incomodar ninguém," respondeu, ainda hesitante.

"Não é incómodo nenhum," disse Isabel. "Aqui no bairro somos todos uma família. Já ajudou tanta gente ao longo dos anos, agora é a nossa vez."

Nos dias que se seguiram, os vizinhos uniram-se como nunca. O António, o vizinho do outro lado da rua, tratava das compras e trazia à porta de Júlia os alimentos e medicamentos de que ela precisava. Isabel, com os filhos, passava todas as tardes a visitá-la, certificando-se de que tinha tudo o que necessitava. Até as crianças do bairro, que antes apenas acenavam timidamente a Júlia, agora passavam por ali para lhe trazer flores do jardim ou pequenos recados.

Dona Júlia, que sempre fora tão reservada e independente, sentiu o calor do apoio dos seus vizinhos como uma bênção inesperada. Havia uma sensação de comunidade que há muito não sentia. Durante as semanas de recuperação, a casa, que antes lhe parecia vazia e silenciosa, tornou-se um centro de visitas e carinho. As tardes deixaram de ser solitárias, com as conversas à porta de casa e o riso das crianças que vinham cumprimentá-la.

Com o tempo, Dona Júlia recuperou. Mas o mais importante não foi apenas a sua saúde física, mas também a descoberta de que não estava sozinha. A rede de apoio que os vizinhos criaram permaneceu mesmo depois de Júlia já não precisar de tanta ajuda. Isabel continuava a visitá-la regularmente, e as crianças ainda passavam para lhe dizer olá. Aos poucos, Júlia começou a perceber que aceitar ajuda não era um sinal de fraqueza, mas sim uma forma de se conectar com aqueles à sua volta.

Na primavera seguinte, Dona Júlia, com a ajuda dos vizinhos, organizou um lanche no seu quintal para agradecer a todos. A casa estava cheia de vida, tal como nos tempos antigos. Sentada à mesa, rodeada de amigos e vizinhos, sentiu-se verdadeiramente grata pela comunidade que a acolheu nos momentos de necessidade.

32 UM DIA COMO OUTRO QUALQUER

O sol espreitava pelas cortinas da cozinha de Dona Rosa, uma mulher de 75 anos que ainda fazia questão de começar o dia cedo. Acordava sempre antes das oito, colocava a chaleira ao lume e preparava o seu café da manhã. O aroma do café enchia a casa, e aquele primeiro gole era sempre o melhor. Sentada à mesa, olhava pela janela para o seu pequeno jardim, onde as flores estavam a desabrochar com o brilho da primavera.

Ao longe, ouvia o som das crianças a caminho da escola e dos vizinhos a conversar enquanto passavam com o pão fresco nas mãos. "A vida é simples," pensava Rosa, com um sorriso leve. Pegou no jornal que sempre chegava à sua porta e começou a folhear as páginas, mas o que mais gostava não eram as notícias, eram as palavras cruzadas que faziam o tempo passar entre um gole de café e outro.

Enquanto saboreava a sua manhã, ouviu uma batida na porta. Era a sua vizinha e amiga de longa data, Dona Lurdes, que vinha quase todos os dias tomar um café e conversar sobre as trivialidades da vida. Lurdes, com o seu humor sempre alegre, entrava sem cerimónia. "Bom dia, Rosa! Pronta para mais um café? Trouxe bolinhos," disse, segurando um pequeno saco de papel da padaria local.

Sentaram-se juntas à mesa, como faziam há anos, partilhando as histórias do dia anterior, rindo das pequenas coisas e falando sobre os netos que, embora longe, lhes traziam sempre novidades. Era um ritual que nenhuma delas dispensava. "Os miúdos de hoje já não sabem brincar como nós," comentava Lurdes, arrancando um sorriso de Rosa, que sempre concordava, ainda que achasse que, no fundo, os tempos só mudavam de forma.

Depois do café e da conversa, Rosa e Lurdes decidiram dar um passeio pelo bairro. O caminho era sempre o mesmo: a rua que dava para o parque, onde as árvores ofereciam sombra e os bancos convidavam à contemplação. Durante o passeio, encontraram o senhor Mário, outro velho amigo do bairro, que estava sentado num dos bancos do parque a ler o jornal.

"Bom dia, senhor Mário!" saudaram as duas em uníssono. "Já a descansar de manhã cedo?"

Mário sorriu e acenou. "Ah, descansar? Não! Estou a aproveitar a vida! Venham cá sentar-se. Há sempre espaço para boas companhias."

Os três sentaram-se juntos, e a conversa fluiu como sempre. Falavam das mudanças no bairro, das festas que haviam vivido em tempos passados e dos vizinhos que iam e vinham. Mário, com o seu jeito brincalhão, recordava histórias da juventude, como o dia em que, durante uma festa da aldeia, quase caiu ao rio enquanto tentava impressionar a rapariga que, mais tarde, se tornaria a sua esposa.

"Agora já só me impressiono com uma boa sopa de feijão," brincava ele, arrancando gargalhadas de Rosa e Lurdes.

O sol subia no céu, e o parque começava a encher-se de vida. As crianças corriam de um lado para o outro, os pássaros cantavam nas árvores, e havia uma sensação de tranquilidade no ar, como se o mundo, por um momento, estivesse em paz. Rosa sentia-se grata por estes pequenos momentos. A conversa descontraída, o som das crianças, o calor suave do sol – tudo contribuía para aquela sensação de que, apesar dos anos passarem, as melhores coisas da vida eram ainda as mais simples.

Depois do passeio, Rosa regressou a casa e passou a tarde a cuidar das suas plantas no jardim. Cada flor que desabrochava era um pequeno triunfo, uma lembrança de que a vida florescia, mesmo nas suas formas mais discretas. No final do dia, enquanto o sol se punha, sentou-se na varanda com uma manta sobre os joelhos e um livro entre as mãos.

Com o céu tingido de laranja e rosa, o cheiro do jantar a cozinhar lentamente na cozinha e as risadas distantes das crianças que voltavam a casa, Rosa sorriu para si mesma. Não havia pressa, nem grandes acontecimentos. Mas havia paz, amizade e uma sensação de plenitude que preenchia o seu coração. Eram estas coisas boas, pequenas e serenas, que faziam da vida algo especial.

33 O PRIMEIRO PASSEIO APÓS O INVERNO

Após um longo inverno, o sol finalmente começava a despontar, trazendo consigo os primeiros sinais de primavera. Para Luís, de 70 anos, este inverno tinha sido particularmente duro. A perda da esposa, com quem partilhara mais de 40 anos de vida, deixara-lhe uma tristeza profunda, e, durante meses, Luís isolara-se na sua casa, saindo apenas para o essencial. A vida parecia-lhe vazia, sem cor, sem propósito. Os dias passavam, um após o outro, sem que ele sentisse vontade de se envolver no mundo lá fora.

Mas naquela manhã, algo diferente aconteceu. Ao abrir a janela da sala, uma brisa fresca e perfumada de flores invadiu a casa, e Luís, por instinto, respirou fundo. O céu estava azul, os pássaros cantavam com uma energia que ele já não se lembrava de ouvir, e o jardim do outro lado da rua começava a encher-se de flores coloridas. Por um momento, algo dentro dele mudou. Um desejo, embora frágil, de sair, de se reconectar com o que havia além das paredes de casa, começou a emergir.

Com alguma hesitação, calçou os sapatos e pegou no casaco. O velho caminho que ele e a esposa costumavam percorrer nas manhãs de primavera chamava-o, e, sem pensar muito, Luís saiu de casa. As ruas estavam mais animadas do que ele se lembrava. As pessoas cumprimentavam-se, as crianças corriam, e o aroma das árvores floridas preenchia o ar. Caminhou devagar, sentindo o sol aquecer-lhe o rosto, algo que há muito não sentia com verdadeira atenção.

Aos poucos, chegou ao pequeno parque da cidade, onde ele e Maria costumavam sentar-se, observando o movimento, conversando sobre tudo e sobre nada. Sentou-se num dos bancos de madeira, o mesmo onde tantas vezes se sentara ao lado da sua amada. Ao olhar à sua volta, o parque parecia o mesmo, mas Luís sentia-se diferente, como se estivesse a redescobrir aquele lugar.

Enquanto estava perdido nos seus pensamentos, uma menina passou correndo, rindo e soprando uma bolha de sabão que flutuava no ar. Seguiu-a com o olhar, e, naquele momento, algo o fez sorrir. Um sorriso pequeno, quase impercetível, mas sincero. Era a primeira vez em muito tempo que Luís sentia um vislumbre de alegria. Não uma alegria grande e avassaladora, mas uma pequena chama, que reacendeu algo dentro dele.

A menina voltou para junto dos pais, e Luís continuou a observá-los de longe. A família sentou-se na relva, partilhando uma refeição simples, e as suas risadas enchiam o ar. Aquela cena de felicidade simples trouxe-lhe à mente as memórias de piqueniques que fazia com Maria nos primeiros anos de casados. A dor da perda estava lá, mas, ao mesmo tempo, Luís percebeu que aquelas memórias não precisavam de ser um fardo. Elas podiam ser uma forma de honrar os momentos bons que vivera, sem os deixar esmagar pelo peso da tristeza.

Depois de algum tempo, Luís levantou-se e começou a caminhar pelo parque, sem pressa. Deu voltas ao lago, onde os patos nadavam despreocupadamente, e cumprimentou um casal idoso que estava sentado no banco ao lado. Sentiu-se, de repente, menos sozinho. A natureza, as pessoas, o movimento à sua volta — tudo isso fazia parte de um mundo ao qual ele ainda pertencia, mesmo que, por algum tempo, tivesse esquecido.

Antes de regressar a casa, Luís parou num pequeno quiosque e comprou um ramo de flores. Não era uma compra habitual, mas, naquele dia, parecia-lhe a coisa certa a fazer. Ao chegar a casa, colocou as flores num jarro na mesa da cozinha. O cheiro fresco e a cor vibrante das pétalas iluminaram a sala de uma forma que não acontecia há meses.

E, com as flores ali, Luís sentiu que a casa estava de novo viva, mesmo que de uma maneira diferente.

Naquela noite, enquanto se preparava para dormir, Luís sentiu uma paz que não sentia há muito tempo. Sabia que o caminho para reencontrar a alegria seria longo e cheio de altos e baixos. Mas aquele pequeno passeio no parque, o sorriso da menina, as flores na mesa… tudo isso foi um lembrete de que a vida, com todas as suas dificuldades, ainda tinha beleza para oferecer.

E Luís, naquele momento, decidiu que estava pronto para descobrir essa beleza, um pequeno passo de cada vez.

34 O AMOR QUE ATRAVESSA OCEANOS

Maria ajustava o véu com mãos trémulas, o coração acelerado. O pequeno espelho de moldura gasta que usava desde menina refletia o seu rosto pálido, mas com um brilho de expectativa. Nunca imaginara que o seu casamento seria assim. Estava a poucos minutos de caminhar até ao altar, mas o noivo não estaria ao seu lado. António, o homem que amava desde a infância, estava a milhares de quilómetros de distância, no Brasil, onde partira em busca de uma vida melhor.

Era o fim dos anos 50, e muitos homens da aldeia de São Martinho tinham deixado tudo para tentar a sorte no outro lado do Atlântico. António fora um deles. Partira com a promessa de voltar assim que conseguisse estabilizar-se, mas os anos passaram e as dificuldades eram muitas. Maria esperava por ele pacientemente, escrevendo cartas e sonhando com o dia em que ele finalmente regressaria para os seus braços. Mas o tempo passava, e o retorno de António parecia cada vez mais distante.

Então, num ato de coragem e amor, António propôs-lhe algo que mudaria os seus destinos: um casamento por procuração. Sabia que seria estranho, um casamento sem que ele estivesse presente fisicamente, mas para António era a forma de formalizar o amor que partilhavam e de dar o primeiro passo para o futuro que ambos sonhavam. Maria, após semanas de ponderação, aceitou.

O dia do casamento chegou com um misto de emoções. A pequena igreja da aldeia estava decorada com flores silvestres, e as poucas pessoas que sabiam do casamento aguardavam em silêncio. Maria caminhava lentamente, acompanhada pelo seu pai. O som dos seus passos ecoava no chão de pedra, enquanto o vento suave de inverno balançava os ramos das árvores do lado de fora. Não havia noivo à sua espera no altar, apenas o primo de António, que o representaria na cerimónia.

As conversas na aldeia eram inevitáveis. Muitos achavam estranho, outros sentiam pena de Maria, casando-se sem a presença do homem que amava. Mas Maria mantinha a cabeça erguida. Sabia que aquele não era o casamento dos seus sonhos, mas era o casamento com o homem que amava, e isso era o que realmente importava.

O padre começou a cerimónia. As palavras soavam familiares, mas havia algo de surreal em tudo aquilo. Maria, com o olhar fixo no altar, dizia os votos de coração aberto, como se António estivesse mesmo ali, à sua frente. E, de certa forma, ele estava. Nos seus pensamentos, Maria via o rosto de António, lembrava-se das promessas trocadas no cais quando ele partiu, dos abraços apertados e dos sorrisos que partilharam antes de a distância os separar.

Quando o primo de António repetiu os votos em nome do noivo, Maria sentiu uma paz interior que nunca imaginara. Não importava que António não estivesse fisicamente presente. O amor que os unia era mais forte do que o oceano que os separava. Quando o padre os declarou marido e mulher, Maria fechou os olhos por um breve instante e imaginou-se a ser abraçada por António. Sentiu, naquele momento, que ele estava consigo, em pensamento, e isso bastava-lhe.

O casamento terminou sem grandes celebrações. As poucas pessoas que compareceram ofereceram-lhe cumprimentos tímidos, e Maria, com o vestido simples e o véu a esvoaçar ao vento, caminhou até à porta da igreja. A aldeia parecia agora mais pequena, mais tranquila, mas Maria sabia que o mundo lá fora era imenso e que o amor que partilhava com António era o que a guiaria para o futuro.

Os meses que se seguiram foram de paciência e perseverança. Maria e António continuaram a trocar cartas, agora como marido e mulher, e em cada uma delas renovavam o sonho de estarem juntos. Até que, num final de tarde quente, chegou a notícia que Maria esperara durante anos: António estava finalmente a regressar.

Quando ele chegou à aldeia, o reencontro foi silencioso, mas profundo. Maria correu ao seu encontro no mesmo cais onde se tinham despedido anos antes. Desta vez, não haveria mais partidas. António, cansado e com o rosto marcado pelo tempo, abraçou Maria com a força de quem nunca mais queria largar. "Agora sim," disse ele, com a voz embargada, "agora estamos casados de verdade."

Maria sorriu. Sabia que sempre estiveram casados de verdade, desde o momento em que, na pequena igreja da aldeia, dissera "sim" ao homem que amava, mesmo com um oceano entre eles.

35 ENTRE ROSAS E MONTANHAS

Manuel trabalhava como jardineiro no palacete da Condessa de Vilar há quase uma década. Tinha sido contratado logo depois de regressar da tropa, quando o seu pai, que também trabalhava para a nobre família, já começava a sentir o peso da idade. Manuel crescera a ouvir histórias sobre as grandes festas no palácio e a grandiosidade dos jardins, mas, quando finalmente começou a trabalhar lá, encontrou uma vida de trabalho silencioso, dedicado às plantas e ao cuidado dos imensos jardins da propriedade.

Os jardins eram o orgulho da Condessa Margarida, uma mulher elegante e de presença imponente, mas que, por trás dos gestos formais, tinha um olhar melancólico desde a morte do marido. Era raro ver a condessa fora dos eventos sociais ou sem as visitas que vinham, mas Manuel sempre reparara em como ela olhava os jardins com uma mistura de tristeza e admiração. Aqueles jardins eram, afinal, uma das poucas coisas que lhe restavam da vida que um dia conhecera.

Certo dia, quando o sol começava a pôr-se atrás das colinas e Manuel estava a podar as roseiras, sentiu uma presença atrás de si. Era a Condessa, que observava o seu trabalho em silêncio. Algo no olhar dela era diferente, menos distante. "As rosas estão especialmente bonitas este ano, Manuel. O que fizeste de diferente?"

Manuel, apanhado de surpresa por aquele comentário direto, sorriu timidamente. "Não muito, minha senhora. Só um pouco mais de cuidado com a poda. Às vezes, menos é mais."

A condessa riu-se suavemente. "Menos é mais, sim... Parece que o mesmo se pode aplicar à vida." E com isso, deixou Manuel ali, sozinho com os seus pensamentos. Ele continuou o seu trabalho, mas não pôde deixar de pensar nas palavras dela. A partir daquele dia, a Condessa começou a passar mais tempo nos jardins, sozinha ou, ocasionalmente, ao lado de Manuel. Ela parecia encontrar conforto nas flores e, sem que ele se apercebesse, começaram a conversar sobre pequenas coisas. Primeiro, sobre o tempo e as estações; depois, sobre as flores, a vida no campo, e, por fim, sobre a vida que ela deixara de viver desde que o marido partira.

Manuel não se atrevia a pensar muito no que aquilo significava, mas com o tempo tornou-se claro que havia algo mais nas conversas entre eles. Margarida, antes sempre distante e formal, começou a mostrar-se como uma mulher simples, cheia de saudades e cansaço da vida de aparências que tinha de manter. Ela confidenciava-lhe que, apesar da sua posição social, sentia-se aprisionada naquela vida de deveres e formalidades, sempre rodeada de pessoas que não a conheciam de verdade.

Meses passaram assim, até que um dia, numa tarde de primavera, enquanto caminhavam pelo jardim, Margarida parou de repente. "Manuel, estou cansada. Cansada de tudo isto. Da vida que se espera de mim, das festas, das máscaras… Não quero mais."

Manuel, sem saber o que dizer, olhou para ela em silêncio, esperando que ela continuasse. "Quero deixar tudo isto para trás. E quero que venhas comigo." Os olhos de Margarida estavam fixos nos dele, e por um momento, Manuel sentiu o chão desaparecer sob os seus pés. Casar com uma condessa? Deixar a vida no palácio? Era algo que ele nunca imaginara. Mas, naquele momento, soube que ela falava a sério.

Alguns meses depois, após muita conversa e planeamento, o improvável aconteceu: a Condessa de Vilar e o seu jardineiro casaram-se, discretamente, longe dos olhares da sociedade. Para muitos, a notícia foi um choque. Os amigos da nobreza afastaram-se, chocados com o que consideravam uma loucura, mas Margarida não parecia importar-se. Ela e Manuel, agora marido e mulher, deixaram a grande propriedade e mudaram-se para uma pequena casa nas montanhas, longe de tudo e de todos.

A casa era modesta, mas para eles, era perfeita. Rodeada pela natureza selvagem da serra, Margarida sentiu-se livre pela primeira vez em anos. Não havia festas nem obrigações. Apenas ela, Manuel e o vasto céu aberto. Manuel dedicava-se agora ao seu próprio pequeno jardim, cultivando flores e plantas que nunca teria imaginado cultivar nos jardins formais da propriedade. Margarida, por sua vez, redescobriu a alegria simples de uma vida sem luxos.

As manhãs eram preenchidas com o som dos pássaros, o vento suave a passar pelas árvores e o murmúrio distante de um rio. À noite, sentavam-se na pequena varanda da casa, olhando para o céu estrelado, e falavam sobre a vida que deixaram para trás. Margarida, mais do que nunca, sentia-se em paz. Manuel, por sua vez, não podia acreditar na sorte que tivera. Embora o seu coração simples nunca tenha procurado grandeza ou riqueza, encontrou no amor de Margarida a verdadeira felicidade.

Os anos passaram, e a história de Manuel e Margarida tornou-se uma espécie de lenda entre os habitantes da região. Falavam de como o jardineiro e a condessa, ambos de mundos tão diferentes, encontraram a felicidade juntos, longe da opressão das expectativas sociais. Alguns não acreditavam, outros chamavam-lhes de loucos, mas para quem os conhecia, sabiam que aquela era uma história de amor verdadeiro, nascida entre as rosas de um jardim e florescida nas montanhas da serra.

No final, entre flores selvagens e noites tranquilas, Manuel e Margarida viveram os seus dias em paz, com a certeza de que, ao escolherem o amor e a simplicidade, tinham encontrado o que realmente importava.

NOTAS FINAIS

Ao chegar ao fim deste livro, espero que tenha sido uma viagem agradável pelas vidas, memórias e experiências que tantas vezes moldam quem somos. A leitura, para além de ser uma fonte de entretenimento, é também um convite para a introspeção, para o reencontro com o passado e para a valorização dos momentos simples.

As histórias que aqui se encontram foram inspiradas na riqueza das experiências humanas, em especial naquelas vividas ao longo de uma vida longa e plena. Que cada uma delas tenha sido uma oportunidade de reflexão e que, através delas, possamos continuar a valorizar a importância de contar e ouvir histórias.

Obrigado por nos acompanhar nesta jornada. Que a leitura continue a ser um companheiro constante, enriquecendo a mente e aquecendo o coração.